お腹がすいたら運動しなさい！

肥満や高血圧にならないための
30代からのライフスタイル

角尾肇

早川書房

お腹がすいたら運動しなさい！

肥満や高血圧にならないための
30代からのライフスタイル

目次

まえがき

三〇代の方の場合は、生活習慣病の心配というより、二〇代の頃にくらべて体力が落ちたことの方が実感があると思います。二〇代の頃は徹夜して仕事をしても、一晩ぐっすり寝れば元気になったのにそうもいかなくなった、と思い始めているのではないでしょうか。また、デスクワークが多くなり肩や腰の調子もよくない。もう一度、体を鍛え直さなければいけないと思っていても、仕事が忙しくてなかなか時間がつくれない。さらに、仕事に対する責任も大きくなってきてストレスが貯まり始めた。また一部の方は、二〇代とくらべて運動量が減っているのに、食欲は衰えないために肥満が始まりかけているかもしれません。健康診断の検査数値も黄色信号が出始めている。そんな状況ではないかと推測します。

皆さんは、健康診断の検査数値の変動に一喜一憂しすぎる傾向があります。極端な場合は、健康診断のために、食事の量や酒の量を減らす人までいるようです。これでは健康診断の意味がありません。まず普段通りの生活を続け健康診断を受けてください。悪い検査数値にがっかりするのではなく、その悪い数値が出てしまった原因になる悪い生活習慣を見つけ出し、その点を改善していくことが大切なのです。そのために参考になる「体のしくみ」と改善方法を記述しました。

四〇代の方は、特定健康診査を受診して、一部の方はメタボリックシンドロームと判定され、特定保健指導を受けていると思います。特定保健指導を受けて言われたとおり実施しても、なかなかへその高さのウエスト周囲径や、体重、脂質異常症、糖尿病、高血圧などの検査数値は改善されず、困っておられるのではないか推測します。このようなことになってしまうのは、指導内容が「体のしくみ」を充分に考えないでつくられているからです。

また、一方で、やせているのに血糖値が高くなり始め、糖尿病の心配をして方もいると思います。

仕事の上では、中間管理職でストレスが多く、やけ酒でも飲まないとやっていられないという方も多いと思います。

三〇代や四〇代の方に、このような問題点が生じてくるのは、世間一般の正しいと考えられている生活習慣に原因があります。生活に余裕のなかった時代の生活習慣を、食糧が満ちあふれ、非常に便利になった時代になってからも続けているからです。本書では、「体のしくみ」と現在の生活環境を考慮して、どのように生活習慣を改善すれば三〇代や四〇代の方が抱えている健康上の問題点を解決できるのか説明します。自分自身で少し努力する必要がありますが、皆さんが抱えている問題の改善方法を実施して頂ければ、間違いなく効果があります。

現在の日本が抱える大きな問題の一つが、生活習慣病の増加です。経済的な面から考えれば、医療にかかる経費が現在三〇兆円を超え、今後も増加することが確実で、二〇二五年には六〇兆〜七〇兆円にもなると言われています。その増加する医療費をどうやって負担していくかが議論されています。もう少し状況が悪くなれば、金のない人は病院に来るなということにもなりかねません。

視点を変えて、生活習慣病を個人の問題として考えてみましょう。生活習慣病に罹って重症になってからの生活を想像してみてください。病院のベッドか、自宅の布団の中で、一日中寝て暮らす生活。これは大変な苦痛を伴います。

現在健康な人にとっては、寝たきりの生活はなかなか想像しにくいと思います。私は今、介護病棟で診療を担当していますが、寝たきり、あるいは車椅子で行動している方々を見ていて、本当に大変な生活だなと感じています。一週間に一度、家族が面会に来てくれたときには楽しい一時《ひととき》がすごせますが、残りの時間は何の楽しみもなく、むしろ、気分が優れない、あるいは、どこかが痛い、肺炎で熱があるといった状態で時間をすごさなければなりません。しばらくすると面会に来てくれた家族すら認識できなくなります。こうなると楽しいこと嬉しいことがまったくないのに、苦痛のみを感じながら長い寝たきりの生活を続けなければなりません。

こういったことを考えると、自分自身で生活習慣病の予防を心がけていく必要があります。ある人に自分自身で健康管理をすべきだという話をしたとき、その人に自分には生活習慣病に罹る権利があると言われたことがあります。確かに権利はあるかもしれませんが、その人は自分が生活習慣病に罹ったときの大変さをまったく認識していないと思います。健康なうちに予防に努めるということは、病気に罹った後でリハビリなどに努力するよりも、はるかに費用対効果がよいのです。

とにかく自分自身で健康管理をすることは、生活の質（クオリティ・オブ・ライフ）を高めるための、また、大変な寝たきりの生活を避けるための必須の条件です。

Part1

体のしくみにあった生活

第１章

大きな誤解——「空腹感」の本当の意味と運動のタイミング

「空腹感」の本当の意味

「空腹感」の本当の意味と運動のタイミング、この二つを正しく理解していないことが現在の日本の大きな問題です。

結論から先に言ってしまうと、空腹感に対する誤解が生活習慣病の一番目の原因です。

「空腹感」について考えてみましょう。皆さんは、空腹感が生じると何か食べたくなります。ご飯を食べよう、おやつをつまもうと考え行動を起こします。空腹感が生じたとき、簡単に食べることができるのは、皆さんの周りに食べ物があふれているからです。

特に現在では、夜中の二時でも、冷蔵庫の中には何か食べる物があるし、インスタント食品も電子レンジで温めるかお湯を注げば食べることができます。冷蔵庫が空っぽで、インスタント食品が手元になくても、コンビニに行けばサンドイッチやおにぎりを買うことができます。このように、空腹感が生じると、いつでも何の苦労もなく食べることができるのは現代人だけです。

他の動物は、そうはいきません。ライオンの場合を考えてみましょう。空腹感が生じた場合、シマウマやカモシカを捕まえに出掛けます。食べ物を捕まえない限り食事をすることができないのです。ライオンにとって、「空腹感」が生じるということは、食事をするために狩りに出掛けるということを意味します。シマウマを追い掛けても一〇回に九回くらい失敗することになります。空腹を感じながら、何度も何度もシマウマを捕まえるまで狩りを続けます。

現代人ではなく、原始人の場合を考えてみましょう。人は、約五〇〇万年前サルから猿人に、さらに原人に進化し、その後旧人、新人と進化してきました。約四万年前に地球上に現れたクロマニヨン人が繁栄して現在の人類が生存していると考えられています。約一万年前に農耕生活が始まるまで、約五〇〇万年もの間、人は周囲の生活環境の中で動物を捕まえ、果物やさまざまな植物の種、草の根などを採集して食べていました。このような生活では、食べ物の備蓄はほとんどなく、空腹感が生じて何か食べたくなると、食べ物を捜すために行動を開始しました。人にとっても、あらゆる生物と同じように、空腹感とは、食べ物を捜しに行きなさい。そうしないと飢え死にしてしまいますよというサインだったのです。つまり、原始人やライオンにとって一番大事な時間とは、空腹を感じ、食べ物を手に入れるために行動を起こしたときです。食べ物を手に入れることができるかどうかに生命がかかっているのですから当然です。

一方、動物の体のしくみに関する進化のスピードというものは、数万年の単位でほんの少ししか変化しません。われわれ現代人の体のしくみは農耕生活が始まってから約一万年しか経過していませんから、狩猟採集生活をしていた原始人と同じということになります。

それでは、体がどのような状態になると「空腹感」が生じるようになるのか、考えてみましょう。

皆さんは今までに、とてもお腹がすいているのに忙しくて食べることができず、しばらくしてやっと食べられるようになり、さあたくさん食べるぞと思って食事を始めたのに、あまり食べられなかった、という経験をしたことがあると思います。多分、皆さん、おぼえがあるはずです。「変だな」と思いませんでしたか。「お腹がすいていて胃の中が空っぽなのに、なぜあまり食べられないのだろう」と思ったのではないでしょうか。

空腹感とはなにか

実は、皆さんに空腹感が生じたのは、胃の中に食べた物がなくなったからではなく、血液中のブドウ糖量、すなわち血糖値が低下したためです。したがって、空腹なのにあまり食べられなかったという経験は、血糖値がどのように変化するものなのか理解すれば納得できます。

食事をすると、食物中の糖質が消化吸収されて、血液中の血糖値が増加し始め、一時間半後には一六〇mg／dlくらいになり、食事を充分に食べたという「満腹感」を得ます。その後、血糖値は低下し、食後三時間から四時間経つと、七〇mg／dlくらいになるため空腹感が生じ、普通はこのときに食事をします。そして、先ほどと同じように、一時間半後には、血糖値は一六〇mg／dlくらいになります。

血糖値が七〇mg／dlくらいになり、空腹感が生じているのに食べることができないでい

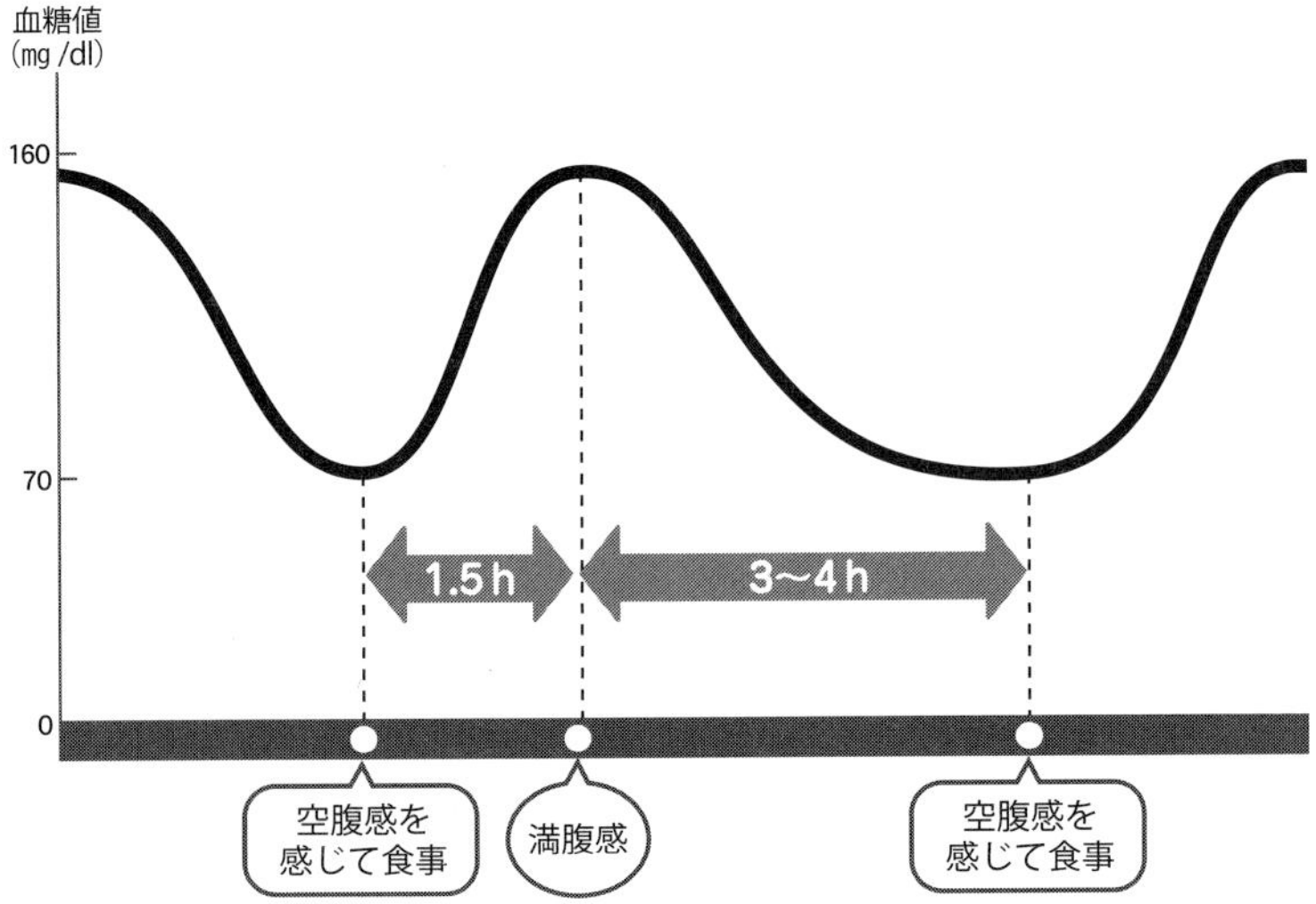

ると、血糖値は自然と九〇mg／dlくらいまで増加してきます。血糖値が九〇mg／dlくらいの状態で食事を始めますから、七〇mg／dlくらいの状態のときよりも、少ない量で満腹感が生じるようになるわけです。これが、思ったほど食べられない理由です。

ではなぜ、お腹がすいていて、食べてもいないのに、血糖値が上がってくるのでしょうか。

この疑問を解くために、皆さんが食事で満腹になった後、しばらくして空腹感が生じるまで、体の中でどのような変化が起きているのか説明します。

まず、食事をすると食物の中のエネルギー源が消化吸収され、血液中のブドウ糖と脂肪

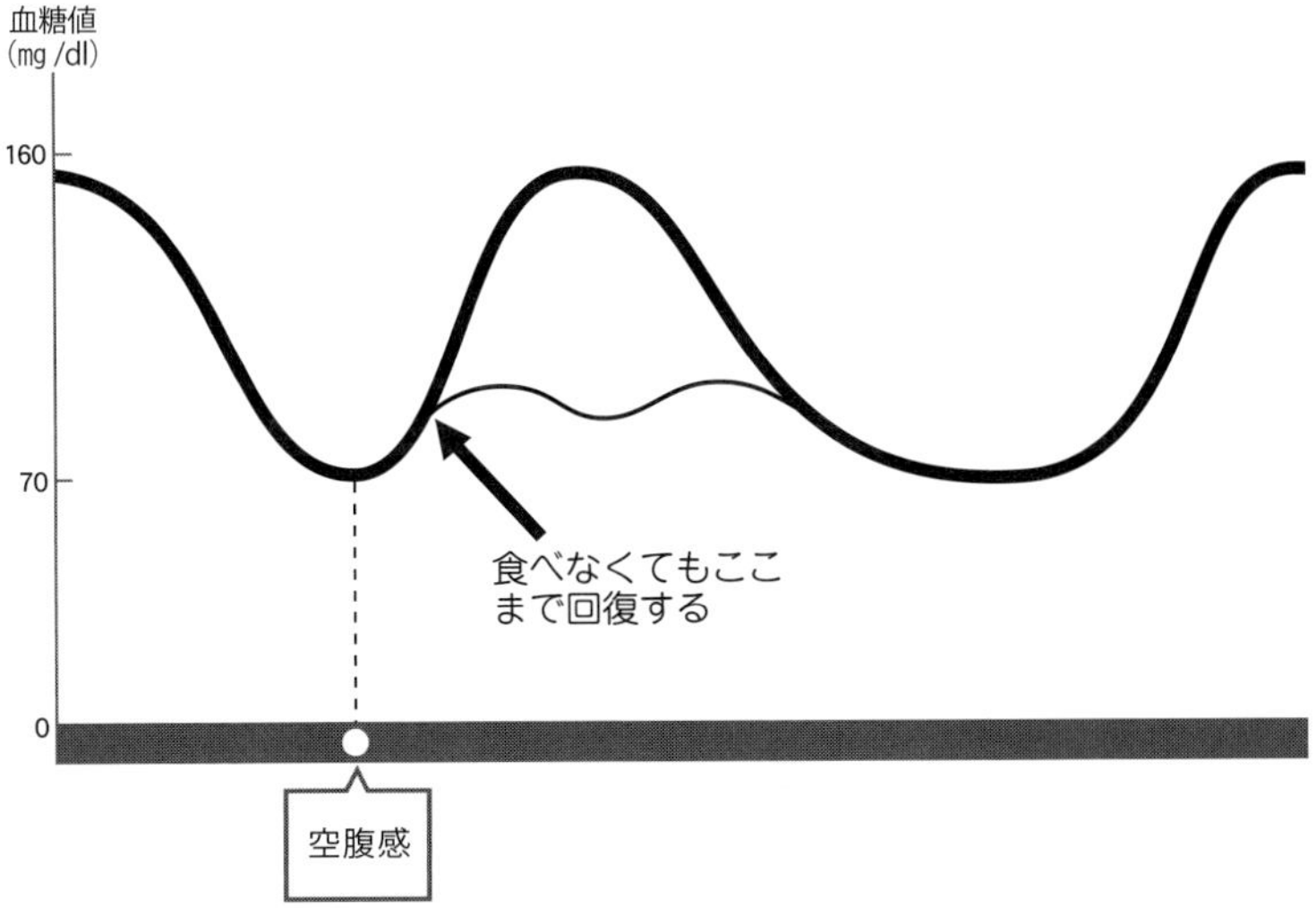

の量が増加してきます。このときに、皆さんには満腹感が生じています。さらに、時間が経過すると、ブドウ糖の一部は活動のためのエネルギーとして利用されますが、残ったブドウ糖は筋肉と肝臓に、脂肪は脂肪細胞に貯えられます。その結果、血液中のブドウ糖が減ってきて、つまり、血糖値が低下することにより、空腹感が生じるようになります。

ここで、しっかり覚えておいてほしいのですが、空腹感が生じているとき、確かに血液中のブドウ糖は少なくなっていますが、筋肉と肝臓にはブドウ糖が、そして、脂肪細胞には脂肪が充分に貯えられているのです。そして空腹なのに食べないでいると、肝臓に貯えられたブドウ糖が血液中に放出され、血糖値が上昇してきます。ですから、空腹感が生じたときに食事ができずに数時間たってようやく食べられたというようなときは、すでに血糖値が上がっているので、意外に少ない量でお腹が一杯になってしまうのです。

「空腹感」が生じているときというのは、ブドウ糖が筋肉と肝臓に、脂肪が脂肪細胞に貯えられているときであって、皆さんが考えているように、体の中にエネルギー源がなくなったから空腹感が生じているのではないのです。空腹感はあくまで食べ物を手に入れるために行動を開始しなさいというサインにすぎないのに、たいていの人は、エネルギーがなくなったので補給しなければいけないと思い込んで食事を摂ります。活動するに充分なエネルギーが体の中に貯えられているのに、また食べるわけです。ですから、太るんです。

「空腹感」が生じたときに食事を摂ることが、生活習慣病の原因となってしまうのです。

かりに、食後から血糖値がだらだらと低下し、体の中のエネルギー源がなくなったときに初めて七〇mg／dlくらいまで下がる人がいたとしましょう。この場合、空腹感は、まさにエネルギー補給のサインということになります。しかし空腹感が生じ、何か食べたくなり食べ物を捜しに出かけるときにはもう体の中にエネルギー源が残っていませんので、食べ物を手に入れることができず、飢え死にしてしまうでしょう。

つまり、私たちの体は、食後急激に血糖値を低下させ、強い空腹感を生じることによって、本来怠惰にできている動物を狩りに駆り立てているのです。

運動のタイミング

また結論から先に言ってしまうと、運動するタイミングに対する無知が生活習慣病の二番目の原因です。

生活習慣病の予防のための多くの専門家といわれる人たちが、運動しましょうと言います。たとえば、一〇〇メートルを全力疾走する無酸素運動より一生懸命歩くかゆっくりジョギングするくらいの有酸素運動がよい、筋肉トレーニングで筋肉量を増やし基礎代謝を上げましょう、ストレッチがよい、膝の具合の悪い人は水中歩行がお勧めだなど、さまざまなアドバイスがなされています。

確かに、現在の日本人は運動不足です。運動の絶対量が足りません。このことが、高血圧を引き起こし、糖尿病の原因になっています。運動量を増やすことは絶対に必要です。

しかし、一番大切なこと、「いつ運動すべきか」ということは、まったくといっていいほど説明がなされていません。したがって、専門家といわれる人の話を聞き、運動することの大切さを充分に納得された皆さんも、運動するタイミングをまったく考慮に入れずに運動してしまいます。これではせっかく運動しても、効果的な生活習慣病の予防につながりません。これだけ啓蒙運動が盛んで、一般の人の関心も高くなって実際に運動しているのに、一向に生活習慣病が減らない理由がこれです。逆に、タイミングが悪いと一生懸命胃ガンをつくっているようなことにもなりかねません。

空腹感とは、食べ物を手に入れるために行動を開始せよというサインであると説明しましたが、**運動すべきタイミングとは、まさに空腹感が生じたときということになります**。食事をして消化吸収されたブドウ糖の一部は生活のためのエネルギーとして利用され、残ったブドウ糖が筋肉と肝臓に貯えられ、脂肪が脂肪細胞に貯えられ、血糖値が下がったそのときに運動することが、体のしくみに合っているのです。原始人やライオンが狩りを開始したタイミングです。人の体のしくみは「空腹感」が生じているとき、運動するようにできているのです。

空腹感が生じているときに運動を開始すると、肝臓に一度グリコーゲンとして貯えられたブドウ糖が分解されて血液中に放出されます。脂肪細胞に貯えられた中性脂肪は遊離脂肪酸に分解されて血液中に放出されます。このブドウ糖と遊離脂肪酸を利用して運動することになります。したがって、いつまでも「空腹感」は残っていません。何の問題も生じることなく運動ができるようになっているのです。

すべての生物にとってそうですが、人にとっても、大問題であったのは、飽食による健康障害ではなく、飢えをしのいで生き延びることでした。したがって、人の体のしくみは、「いかに飢えをしのいで生き延びるか」に合わせてできています。つまり、余分なエネルギーは消費しないようにできているのです。

また、血液配分についても、必要なところに最小限の血液を供給するようになっており、基本的には一つのことが達成できるように血液を供給しています。人の体のしくみは、食事を摂ってそれを消化しながら運動できるようにはできていません。

皆さんも、小学生の時に、給食の後すぐの体育の授業でグラウンドを走らされ、お腹が痛くなったという経験があると思います。これは二つのことを同時にやろうとしたために、お腹が悲鳴をあげたのです。胃の中には、給食で食べた物が入っており、その消化のために血液が必要です。ところが体育の授業で先生に走りなさいと言われて走っている。走るという行動は随意運動ですので、血液は筋肉に供給されてしまいます。胃の方には血液が供給されません。そのために、胃が悲鳴をあげ、お腹が痛くなるのです。この場合には、お腹が痛くて走ることができないので、休むことになります。休むことで、胃に血液が供給され、食べた物を消化することができ、胃は障害を免れることになります。

ところが、もう少し軽い運動の場合は、胃の方にも充分ではありませんが血液が供給されます。胃は少ない血液を利用して無理やり消化の作業をしてしまいます。この場合は、胃が悲鳴をあげませんので、胃への血液供給量が不足していることを自覚できず、このようなことを続けてしまうとそのうちに、胃腸に障害が出てくることになります。

皆さんの中には、食後の腹ごなしとかいって、会社の昼休み、昼食後にキャッチボールやバレーボールをしている人がいませんか。これも理論的には給食後のランニングと同じことで体に悪いのです。キャッチボールやバレーボールは、ランニングほど運動強度が強くないため、お腹は痛くなりません。しかし、胃は、血液不足で確実にダメージを受けていますので、胃が障害を受け、消化不良、あるいは便秘や下痢を起こしてしまいます。さらにこのようなことを続けていると胃ガンになる可能性が高くなります（胃ガンについては、また後で詳しく説明します）。

繰り返しますが、人の体は食べた物を消化することと、走るということ、あるいは、キャッチボールやバレーボールすることの二つを同時にできるようにはできていません。

食事を摂ったら休むことが必要なのです。食事を摂ったら眠くなるでしょう。これは、食べた物を完全に消化吸収するために血液を胃腸に集めるように副交感神経が刺激されるためです。

一方、「空腹感」が生じているときは、胃腸は作業を終了しています。このとき、いくら激しく走っても、血液は主に筋肉に供給されればよいことになります。胃腸は、最小限の血液が供給されれば悲鳴をあげることはありません。空腹時に運動することは一つのことをしているにすぎないのです。

さらに、運動が続く、あるいは食べることができない状態が続くような場合に備えて、皆さんの体の中には、脂肪細胞があります。脂肪細胞は、食べ物を摂ることができたとき、その後の活動で利用されずあまったエネルギーを脂肪に換えて貯えています。そして、運動により筋肉中や肝臓のブドウ糖が減少すると、貯えた脂肪を遊離脂肪酸に分解して血液中に放出します。その遊離脂肪酸を利用して筋肉は仕事をすることができるのです。「空腹感」が生じてからエネルギーが枯渇するまでに、人はかなりの時間運動を続けることができます。

生活習慣病の予防のための運動ですが、皆さんは、運動というと少し大げさに考えすぎる傾向があるかもしれません。フィットネスジムに行っておこなう必要はまったくないのです。生活習慣病の予防に必要な運動強度は、一生懸命に歩けばそれで充分です。空腹時に、一生懸命歩くことを一日六〇分、週に三回もできれば充分です。一日六〇分がむずかしければ、会社員なら、会社で昼食を摂るまえに、三〇分会社の周りを歩いてから食事をする、といったことを考えてみましょう。夕飯前に帰宅するときに、電車を一駅前で降りて一生懸命歩いて帰る。それも忙しくてできなければ、日曜日の昼食前に、近所を一時間一生懸命散歩する。営業活動をしている人なら、食後すぐでなければ、駅のエスカレーターに乗らずに階段を登る、というのでもよいでしょう。ちなみに私は、現在駅にあるエスカレーターはすべて運転を中止すればよいと考えています。エスカレーターは健康な人のためのものであり、障害のある人や高齢者には危険なものです。逆に、エレベーターは車椅子の利用者には必要なものですし、高齢者にも安全に利用することができます。駅にあるエスカレーターを止めれば、生活習慣病の予防にも、エコロジーにもつながります。みなさんも、エスカレーター運転中止の運動を推進しませんか。

もし、ジョギングができる人なら、空腹時に一日二〇～三〇分、週に三回程度できるだけゆっくり走り、速く歩く人に追い抜かれるくらいでよいのです。しかし、なんといっても、一番のお勧めは一生懸命歩くことです。ただ歩くだけでも、石につまずいて捻挫をしたり、運が悪ければ骨折するかもしれません。しかし、そんなことを心配して積極的に歩くことをやめてしまっては、どんどん生活習慣病が進行してしまいます。一生懸命歩くことにくらべると、できるだけゆっくり走るジョギングは怪我のリスクが少し高くなります。特に、これまでほとんどジョギングしたことのない人の場合は、気を付けなければなりません。

日本人の欠点として、「リスク・ベネフィット」という概念が欠落しているように思います。リスク・ベネフィットとは、何か行動を起こすことによるリスク（危険性）とベネフィット（便益）をはかりに掛けて判断するという概念です。六〇分一生懸命歩くと、足首を捻挫する、あるいは骨折するかもしれないリスクがありますが、高血圧や糖尿病といった生活習慣病を予防するベネフィットがあります。また、新型インフルエンザのワクチンの注射を受ける場合も、日本全体では、ワクチンを受けたことで死亡する人が一人か二人出てくるかもしれません。そのようなことが起こると新聞やテレビではかならずニュースになりますが、一方で、ワクチンの注射を受けたことで、新型インフルエンザに感染しても病状が軽く経過して治ってしまう人の中でいえば、ワクチンを受けていなければ死亡したかもしれない人の数は、予防注射で死亡する人の数よりもずっと多いはずです。新型インフルエンザのワクチンを受けるかどうか、リスク・ベネフィットを自分で考えて決めることが必要です。

お腹がすいているときに運動しても本当に大丈夫？

空腹感が生じたときに運動するために、とても大切なことがあります。「お腹がすいているから何か食べないといけない」、「何か食べないと運動どころではない」という強迫観念を振り払う必要があるということです。この強迫観念が強いと、本当に血液中のブドウ糖量、血糖値が下がって動けなくなってしまいます。「病は気から」と昔から言われていますが、皆さんが頭の中で考えることは、皆さんが思っている以上に、ときにはものすごく体の生理作用に影響を及ぼします。お腹がすいているので何か食べなければいけないのに、運動なんてとんでもない、そんなことをしたら体を壊して病気になってしまうと本気で思っていると、本当に血糖値が下がってしまうのです。

空腹時、安心して運動することができるように、人が何も食べずにどれだけ生きていられるか、という一つの例を紹介します。

二〇〇三年六月六日の新聞にこんなニュースが載りました。同年の五月二一日、奄美大島の七七歳の漁師さんが、昼の弁当用のおにぎりを持ってカツオ漁に出掛け、燃料切れで漂流してしまいました。最初の三日間はおにぎりと船の中にあったスナックなどを食べていましたが、漂流四日目以降、漁師さんが口にしたのは水だけでした。この間、二度の台風に遭遇し、一五日目に救助されています。

救助されたとき、漁師さんは脱水症状が激しい状態でしたが意識ははっきりしていました。このニュースは、一二日間何も食べなくても、人は死なないということを示しています。時々このようなニュースが報道されますが、冬山での遭難のようなことでなければ、人はそう簡単には飢え死しないものです。一食抜いたくらいで運動できないわけがありません。

ぜひ「大丈夫なんだ。お腹はすいているが、筋肉と肝臓にはブドウ糖が、脂肪細胞には脂肪が一杯貯えられているんだ」と思って運動してください。そうすれば、決して低血糖にはなりません。

今までは空腹感が生じたら食事を摂っていた人が運動をするのですから、最初はつらく感じると思います。もう一つ、後で詳しく説明しますが、三食きちんと摂っていると、皆さんの体が脂肪を燃焼してエネルギーに変えるしくみがスムーズに働きません。つまり、体の中に貯め込んだエネルギーをうまく使うことができない体になっているのです。これも空腹時の運動がつらい原因ですが、みなさんが「自分が決心して実行しているんだ」という気持ちで続けることで、脂肪を燃焼してエネルギーに変えることがスムーズに働くようになってきて、楽に運動できるようになります。

この脂肪細胞に貯えた脂肪をエネルギーに変える能力は、原始人やライオンがお腹がすいてから狩りをするときに使った能力で、本来人の「体のしくみ」に組み込まれているものです。ただ、三食きちんと食べてそれほど運動をしないという生活を何十年と続けていると、この能力は衰えてしまっています。ですが、この能力は空腹時に少し頑張ってウォーキングでもしていれば、回復してきます。何も新しい能力を獲得しようとしているわけではありませんので、頑張ってみてください。

空腹時の運動が本当に生活習慣病の予防になるのか、科学的に検証するには、ヒトでの試験が必要です。何人かのボランティアを集め、一つのグループには「空腹感」を意識せず好きなときに一生懸命歩くようにする。もう一つのグループには「空腹感」が生じたら一生懸命歩くようにする。そして一〇年、あるいは数十年後に、生活習慣病の発症率を比較することが必要です。しかし、この試験はそう簡単には実施できません。たとえ実施できても、それぞれの人の生活習慣におけるさまざまな要因が結果に影響を与える可能性があります。たとえば、喫煙の有無、アルコールの摂取量の差、その他まったく想像すらできない要因が影響を及ぼす可能性も残ります。

そこで、人を対象とした試験の代わりに、アフリカまで出掛けていって原住民の調査をするという方法があります。アフリカの原住民に関して調査した論文を見てみましょう。これはお互い近く存在しているアフリカの狩猟民族と農耕民族に関して調査したものです。狩猟民族の生活は、文明の影響を若干受けているものの、狩猟と採集により食物を手に入れる、という原始的なものです。一方、農耕民族は、やはり原始的な生活をしていますが、農耕をして食物を得ています。

狩猟民族と農耕民族の生活習慣病の割合を比較するのですが、生活習慣病の進行具合の目安の一つである、血圧について調べてみると、農耕民族の収縮期血圧は、男性の場合、五〇歳を超えると一三〇㎜Hg以上、女性の場合、四〇歳を超えると一三〇㎜Hg以上になり、その後、加齢と共に高くなって、高血圧を発症しています。

これに対して、狩猟民族の収縮期血圧は、八〇歳になっても、男性の場合は一二〇㎜Hg程度、女性の場合でも一三〇㎜Hg程度で、高血圧を発症しません。つまり、狩猟民族は高血圧を発症しないことになります。この血圧の相違は、アフリカの相互に近い地域のものなので、環境汚染などの要因は考えられず、生活習慣の相違が主な原因と考えられます。

つまり、農耕を始め、食物の備蓄があると、空腹時に食べたくなり、つい食べてしまうのに対して、狩猟生活では空腹時、食べたくても、食物の備蓄がないので、狩猟や採集に出掛けて食物を手に入れるまで、食べることができないという相違が、収縮期血圧の相違として現れたものと考えられます。この収縮期血圧の差は、生活習慣病の発症頻度の差と考えて頂いても大きな間違いではありません。

今まで説明してきた理論とアフリカでの調査結果には矛盾がありません。

第２章

「常識」で判断するとあぶない生活

それではここで、現在のいわゆる「常識」では、あまり問題がないと思わる生活習慣についで検討してみましょう。東京都内のある企業に勤務する三人の方に、月曜日、土曜日、日曜日の生活について記述して頂いたものです。平日に関しては月曜日と特に異なる場合があれば記述して頂きました。

まず初めに三三歳の女性Ａさんの生活の記録を見てください。この記録に関して、いわゆる常識的な判断をしてみます。

平日と土曜日、日曜日も三食しっかり摂っていて、規則正しい生活をしています。平日の夕食がカロリーの少ないものに調節されていて肥満にならないように気を付けていることがうかがえます。問題点を挙げれば、食事における野菜不足、そして運動不足が気になります。本人は、運動不足の状態が続いているが、カロリー摂取を控えているので太る心配も少ないので、このままで良いと判断しているのかもしれません。一般的な見解としては、もう少し野菜を摂り運動すれば問題はないのではということになるのでしょう。

それでは「体のしくみ」理論で少し詳しく判断してみます。Aさんは、月曜日は午前七時に起床し、朝食はパン二個とヨーグルト、コーヒーを摂り、一五分かけて出勤し、午前八時三五分から一二時五分まで仕事をします。たとえ通勤時間の一五分間をすべて歩いたとしても、本社勤務の仕事の内容ですので、朝食で摂ったエネルギーで昼までまかなえてしまいます。昼食に社員食堂の定食とヨーグルト、フルーツを摂り、午後一時から八時まで仕事をします。二〇分の通勤時間で家に帰り午後九時に夕食を摂ります。この間も昼食で摂取したエネルギーで夕食までまかなえてしまいます。夕食については、月曜日は缶ビール一本と幕の内弁当ですが、他の平日もカロリーの少ないものに配慮されています。しかし、この摂取エネルギーでもその後テレビを見て就寝するだけですので翌日の朝食までまかなえてしまいます。この日の推測総歩数は徒歩通勤の三〇分で三〇〇〇歩と社内で二〇〇〇歩、合計約五〇〇〇歩ということになると思います。

3食きちんと食べて規則正しい生活を送っているAさん（女性33歳）

月曜日

7：00　起床

朝食
7：30〜7：40
パン2個　ヨーグルト　コーヒー

8：20〜8：35
通勤

8：35〜12：05
仕事

昼食
12：05〜13：00
定食　ヨーグルト　フルーツ

13：00〜20：00
仕事

20：00〜20：20
通勤

夕食
21：00〜21：30
缶ビール1本　幕の内弁当

21：30〜23：30
テレビ鑑賞

23：30　就寝

土曜日

8：30　起床

朝食
9：00〜9：10
シナモンパン　小3個
ヨーグルト　1個
コーヒー

9：30〜10：30
洗濯・掃除

10：30〜12：00
テレビ鑑賞

昼食
12：00〜12：30
冷やしきしめん　うめぼし鰹節

12：30〜15：30
テレビ鑑賞

15：30〜17：30
買い物

夕食
19：30〜20：00
缶ビール1本　ボンゴレスパゲテイ　コンソメスープ　サラダ　オレンジ

22：00〜24：30
DVD鑑賞

25：00　就寝

日曜日

8：30　起床

朝食
9：00〜9：10
シナモンパン　小3個
ヨーグルト　1個
コーヒー

9：30〜10：30
洗濯

10：30〜12：00
テレビ鑑賞

昼食
12：00〜12：30

14：30〜17：30
ショッピング

夕食
19：00〜20：00
缶ビール2本　空豆　鶏肉のトマト煮　豚スペアリブ　漬物

20：00〜21：00
テレビ鑑賞

23：00　就寝

（時刻目盛：6：00　12：00　18：00　24：00）

土曜日は、午前八時三〇分に起床し、九時から朝食として、シナモンパン小三個とヨーグルト、コーヒーを摂り、その後掃除、洗濯とテレビを見てすごします。午前一二時に冷やしきしめんとうめぼし、鰹節を摂り、その後テレビを見てから買い物に出かけ、午後七時三〇分から夕食を摂ります。夕食は缶ビール一本とボンゴレスパゲテイ、コンソメスープ、サラダ、オレンジです。夕食後ＤＶＤを見て午前一時に就寝します。二時間の買い物の仕方がよくわかりませんが、この日の推定総歩数は、電車を使って目的地まで行って買い物をするのであれば、三〇〇〇〜五〇〇〇歩ということになると思います。

日曜日は、午前八時三〇分に起床し、九時にシナモンパン小三個とヨーグルト、コーヒーを摂り、その後洗濯、テレビを見て、一二時に昼食を摂ります。午後二時から五時三〇分までショッピングに出かけ、午後七時より夕食で　缶ビール二本と空豆、鶏肉のトマト煮、豚スペアリブ、漬物を摂り、その後テレビを見て午後一一時に就寝しています。日曜日の推定総歩数は三〇〇〇〜五〇〇〇歩ということになると思います。

このように分析して行くと、月曜日のところで詳しく説明したように活動のためのエネルギーはそれぞれ前回の食事で摂取したもので充分まかなわれてしまいます。体の中に貯め込んだエネルギーを利用する機会がまったくありません。内臓脂肪細胞の脂肪を分解してエネルギーに変える必要がありませんし変えることもできません。このように体の中に貯めこんだ脂肪をまったく利用しない生活習慣が一〇年、二〇年、三〇年と続くうちに、高血圧や糖尿病のような生活習慣病が発症してきます。夕食でのカロリーを日曜日以外は極力抑えているので肥満にはならないかもしれませんが、このままでは、糖尿病になる可能性が高いのです。脂肪を分解することのない生活習慣が問題で、これが痩せている人にも糖尿病が増えている原因になっているのです。どこかでお腹がすいたときに、体を動かし、体の中に貯め込んだ脂肪を利用することが必要です。

もうひとつ気を付けないといけない点は、運動不足です。多く見積もっても平日、土・日も約五〇〇〇歩ということになります。しかも、歩いているのが通勤時や買い物時ですので、運動強度が少し弱い可能性があります。運動不足が原因で高血圧になる可能性が高いと判断されます。さらに、このまま運動不足の状況が続いていると血液循環が悪くなりガンになる可能性も高くなってしまいます。Ａさんのように平日の業務が肉体労働ではない場合、土・日の休日に体を休めるのではなく、一生懸命歩くなどの運動をしてすごすことが必要になります。休日に日頃の運動不足をとり戻すために、一生懸命歩く程度の運動強度で一時間歩くことが必要です。

次に、Ｂさんの生活習慣の記録表を見てください。この記録に関して、いわゆる常識的な判断をしてみます。Ｂさんも、平日も土・日も三食しっかり摂っていて、規則正しい生活をしています。Ａさんとくらべてみると、野菜を摂る機会が多く、平日に二時間、土・日も五〜七時間も子どもと遊ぶ時間があるので、運動しているような印象を受けます。摂取カロリーが多すぎるような傾向がみられますがまず問題がないように見え、このままの生活を続けていれば生活習慣病にはならないと本人も判断しているのかもしれません。一般的な見解としも、あまり文句をつけるところがないように思われます。

それでは「体のしくみ」から考えた理論で少し詳しく判断してみます。Ｂさんは、月曜日は午前六時一五分に起床し、朝食は食パン一枚とチーズ、卵焼き、サラダ、牛乳を摂り、四五分かけて出勤し、午前八時から一二時まで仕事をします。通勤時間は四五分なので電車通勤だと思われます。電車通勤と本社での仕事ですので、朝食で摂ったエネルギーで昼までまかなえてしまいます。昼食に社員食堂の日替わり定食を摂り、午後一時から六時四五分まで仕事をします。その後四五分の通勤時間で家に帰り、午後七時三〇分に夕食を摂ります。この間も、昼食で摂取したエネルギーで夕食までまかなえてしまいます。夕食は、ごはんとさんまの蒲焼き、おひたし、納豆、味噌汁です。その後、午後八時から一〇時ま

家庭的パパタイプのＢさん（男性 38 歳）

6：00 / 12：00 / 18：00 / 24：00

月曜日

6：15　起床

朝食
6：30 〜7：00
食パン１枚　チーズ　卵焼き　サラダ　牛乳

7：15〜8：00
通勤

8：00〜12：00
仕事

昼食
12：00 〜12：30
日替わり定食

13：00〜18：45
仕事

18：45〜19：30
帰宅

夕食
19：30 〜20：00
ごはん　さんまの蒲焼き　おひたし　納豆　味噌汁

20：00〜22：00
子どもと遊ぶ　お風呂

22：00　就寝

金曜日

18：00
飲み会
ビール数杯　おつまみ各種

土曜日

7：00　起床

朝食
7：30 〜8：00
ごはん　肉じゃが　味噌汁　納豆

8：00〜9：00
家事手伝い

9：00〜12：00
家族で買い物

昼食
12：00 〜12：30
うどん

13：00〜14：00
ドライブ（子どもの寝かしつけ）

14：00〜16：00
読書・パソコン

16：00〜18：00
子どもと遊ぶ（散歩、室内）

夕食
18：00 〜19：00
ごはん　鮭のグラタン　サラダ　コンソメスープ

19：00〜22：00
子どもと遊ぶ　お風呂

22：00〜24：00
テレビ・パソコン
お風呂

24：00　就寝

日曜日

7：00　起床

朝食
7：30 〜8：00
パン　マーガリン　ソーセージ　サラダ　ヨーグルト　麦茶

8：30〜12：00
子どもと遊ぶ（公園、散歩、室内）

昼食
12：00 〜13：00
外食（ごはん　ハンバーグ　サラダ　スープ）

13：00〜14：00
帰宅（子供の寝かしつけ）

14：00〜16：00
子どもと昼寝

16：00〜18：00
子どもと遊ぶ（散歩、室内）

夕食
18：00 〜19：00
ごはん　鶏肉の煮物　サラダ　味噌汁

19：00〜22：00
子どもと遊ぶ　お風呂

22：00〜23：00
テレビ・パソコン

23：00　就寝

で子どもと遊び入浴します。この時間帯ですので、子どもとの遊びは室内だと思います。子どもの方は室内でもひっきりなしに動いているのでかなりの運動量になりますが、相手をしているお父さんの運動量はそれほど大したことにはなりません。したがって、夕食の摂取エネルギーで翌日の朝食までまかなえてしまいます。この日の推測総歩数は通勤時間に一五分歩く時間があったとすると合計三〇分で三〇〇〇歩と社内と家の中で三〇〇〇歩、合計約六〇〇〇歩ということになると思います。

金曜日の飲み会でのエネルギー摂取量はそれほど多くないように見受けられます。この飲み会が友達との楽しいものであるのなら精神的にはよい効果が期待できます。もし仕事の関連のもので気を使うものであるなら、精神的には負担になります。

土曜日は、午前七時に起床して、七時三〇分から朝食として、ごはんと肉じゃが、味噌汁、納豆とかなりしっかりしたものを摂っています。その後、家事手伝いと家族で買い物し、午前一二時にうどんを摂っています。その後、ドライブと読書・パソコンをし、午後四時から二時間子どもと遊んでいますが、子どもがまだ小さいようなので、うどんのエネルギーでなんとかまかなえそうです。午後六時から夕食を摂ります。夕食は、ごはんと鮭のグラタン、サラダ、コンソメスープです。その後三時間子どもと遊び二時間テレビを見たりパソコンをしたりして午前〇時に就寝しています。この日の推定総歩数は、買い物の時に三〇分歩いたとして三〇〇〇歩、子どもとの遊びを含め家の中で四〇〇〇歩、合計約七〇〇〇歩ということになると思います。

日曜日は午前七時に起床し、七時三〇分から朝食を摂っています。パン一個とマーガリン、ソーセージ、サラダ、ヨーグルト、麦茶を摂り、昼まで子どもと遊んでいます。昼食は、外食でごはんとハンバーグ、サラダ、スープで、その後、子どもと昼寝をした後子どもと遊びます。午後六時に、ごはんと鶏肉の煮物、サラダ、味噌汁を摂り、その後、三時間子どもと遊んだ後、一時間テレビを見たりパソコンをしたりして午後一一時に就寝します。この日の推定総歩数は、子どもと散歩した時間が全部で一時間として六〇〇〇歩、子どもとの遊びを含め家の中で二〇〇〇歩、合計約八〇〇〇歩ということになると思います。

このように分析していくと、ＢさんもＡさんと同じように活動のためのエネルギーはそれぞれ前回の食事で摂取したもので充分まかなわれてしまいます。体の中に貯め込んだエネルギーを利用する機会がまったくありません。内臓脂肪細胞の脂肪を分解してエネルギーに変える必要がありませんし、変えることもできません。その機会がありそうなのは、土曜日の午後一二時に昼食でうどんだけを摂り、午後六時の夕食まで二時間子どもと遊んでいる時間です。この時間に昼食のうどんを食べないで、もう少し強く運動すれば脂肪を分解してエネルギーに変える機会がつくれたはずです。総歩数ですが、平日で約六〇〇〇歩、土曜日に約七〇〇〇歩、日曜日に約八〇〇〇歩となっていますが、幼い子どもとの散歩が多いため、健康のために必要な歩行速度、しっかり歩くということになっていない可能性があります。運動量が見かけほど多くないのに対して、食事は休日を含めしっかり三食摂っているので、カロリーが過剰で肥満になる可能性が充分に考えられます。このままでは、摂取カロリーの過剰と運動強度不足のために糖尿病や高血圧の発症が心配されます。さらにこのままの運動強度不足の状況が続いていると血液循環が悪くなりガンになる可能性も高くなってしまいます。平日の業務が肉体労働ではない場合、土・日の休日に体を休めるのではなく、一生懸命歩くなどの運動をしてすごすことが必要になります。

次に、三五歳の男性Cさんの生活習慣の記録表を見てください。この記録に関して、いわゆる常識的な判断をしてみます。Cさんも、平日と土・日曜日も三食しっかり摂っていて、規則正しい生活をしています。Bさんとくらべてみると、火曜日にはフィットネスジムに通い、土曜日には午前九時から午後一時までテニスをして、さらに夕方にもフィットネスジムに通い運動をしています。現在の会社員の生活習慣として、皆さんには理想的な

休日に激しい運動を楽しむCさん（男性35歳）

	月曜日	金曜日	土曜日	日曜日
6：00	6：30 起床 朝食 **7：00〜7：30** 食パン2枚 マーガリン 牛乳コップ2杯 **8：20〜8：50** 通勤 **8：50〜11：50** 仕事		**5：00** 起床 朝食 **7：00〜7：30** 牛丼屋で牛丼大盛り1杯 **9：00〜13：00** テニス	**8：00** 起床 朝食 **8：00〜8：30** 焼きそば大盛り1杯 味噌汁 **8：30〜13：00** テレビ 外出
12：00	昼食 **11：50〜12：20** 社員食堂の定食 **12：20〜18：30** 仕事		昼食 **13：00〜13：30** コンビニ弁当 **16：00〜16：10** 菓子パン 2個 **17：00〜18：00** フィットネスジム 筋トレ中心	昼食 **13：00〜13：30** 生姜焼き定食 **13：30〜18：00** 外出
18：00	**18：30〜19：00** 通勤 夕食 **19：00〜20：00** 缶ビール500ml×2本 ごはん2杯 豚肉3切れ 豆腐 サラダ 塩辛 味噌汁 **20：00〜24：00** テレビ鑑賞	夕食 **19：00〜20：00** **21：00〜22：00** フィットネスジム 筋トレ中心	夕食 **18：00〜19：00** 缶ビール500ml×3本 ごはん2杯 豚肉3切れ 豆腐 サラダ 塩辛 味噌汁 **19：00〜24：00** テレビ鑑賞	夕食 **18：00〜19：30** 缶ビール500ml×3本 ごはん2杯 刺身5切れ 豆腐 サラダ 塩辛 味噌汁 **19：30〜24：00** テレビ鑑賞
24：00	**24：00** 就寝		**24：00** 就寝	**24：00** 就寝

ものように見えると思います。世間一般の常識から判断すると非の打ち所がないように見えます。

本人もしっかり運動しているので何の問題もないと考え、このままの生活を続けていれば生活習慣病にはならないと判断しているのかもしれません。一般的な見解としては、理想に近い生活習慣といえるのでしょう。

ところがこのような生活を今後一五年も続けていると生活習慣病の予備軍から立派な生活習慣病患者になってしまうのです。

それでは「体のしくみ」から考えた理論で少し詳しく判断してみます。Cさんは、月曜日午前七時に食パン二枚とマーガリン、牛乳コップ二杯摂り、三〇分かけて通勤し、八時五〇分から一一時五〇分まで会社で仕事をします。このために必要なエネルギーは、朝食で摂ったエネルギーで充分まかなうことができます。昼食に社員食堂の定食を摂って、午後六時三〇分まで仕事をします。本社勤務の仕事ですので机に向かってパソコンを打ったり会議に出たりし、その後電車を利用して三〇分かけ帰宅します。この間に必要なエネルギーは、社員食堂の定食で摂取したエネルギーでまかなうことができます。帰宅後、缶ビール（五〇〇ml）二本とごはん二杯、豚肉三切れ、豆腐、サラダ、塩辛、味噌汁としっかり夕食を摂ります。その後は、テレビを見て寝るだけですので、当然夕食で摂取したエネルギーで朝食までの間をまかなうことができます。この日の推定総歩数は通勤で二〇〇〇歩、社内で二〇〇〇歩、合計約四〇〇〇歩程度だと思います。

火曜日は、午後九時から一〇時の間、フィットネスジムで筋肉トレーニング中心の運動をしていますが、夕食後の運動なので必要なエネルギーは、夕食で摂取したエネルギーでまかなわれます。筋肉トレーニング中心の運動中の歩数は約二〇〇〇歩と考えられ、火曜日の推定総歩数は約六〇〇〇歩ということになると思います。

土曜日は、午前五時に起床して七時から朝食として、牛丼屋で牛丼大盛り一杯を食べた後、午前九時から午後一時まで四時間テニスをします。テニスをたとえば試合形式でおこなったとし実働時間が約二時間と仮定するとだいたい一二〇〇キロカロリー必要になりますが、牛丼大盛りのカロリーでかなりの部分がまかなえてしまいます。この時の歩数は約一万四四〇〇歩と推測されます。その後、午後一時にコンビニ弁当を摂ります。さらに午後四時に菓子パン二個を食べ、腹ごしらえをしてから午後五時から一時間フィットネスジムで筋肉トレーニング中心の運動をしますが、このために必要なエネルギーも菓子パン二個でほとんどまかなえてしまいます。この時の推定歩数は約二〇〇〇歩です。その後は午後六時に、缶ビール三本とごはん二杯、豚肉三切れ 豆腐、サラダ、塩辛、味噌汁を摂ります。午後七時から五時間テレビを見て午前〇時に就寝します。土曜日の総歩数は約一万八五〇〇歩と推定されます。

日曜日は、午前八時に起床し、すぐに焼きそば大盛り一杯と味噌汁を摂り、午後一時までテレビを見た後外出、午後一時に生姜焼き定食を食べ午後六時まで外出、午後六時に缶ビール三本とごはん二杯、刺身五切れ、豆腐、サラダ、塩辛を食べ、その後テレビを見てから午前〇時に就寝します。外出時の活動内容がわかりませんが、日曜日もそれぞれ前回の食事でその後のエネルギー必要量がまかなえそうです。日曜日の推定総歩数はそれ程多くない可能性が高く、約五〇〇〇歩と推定されます。

このように分析していくと、Cさんも、AさんとBさんと同じように活動のためのエネルギーはそれぞれ前回の食事で摂取したもので充分まかなわれてしまいます。体の中に貯め込んだエネルギーを利用する機会がまったくありません。内臓脂肪細胞の脂肪を分解してエネルギーに変える必要がありませんし変えることもできません。その機会がありそうなのは土曜日の午前中に四時間テニスをするときです。このテニスに必要なエネルギーは約一二〇〇キロカロリーと推定されます。しかし、一時間三〇分前に牛丼大盛りを食べています。飲食店で販売されている牛丼大盛りは、八〇〇キロカロリーから二〇〇〇キロカロリー以上のものまであり、ひょっとするとテニスに必要な一二〇〇キロカロリーがまかなえてしまう可能性が高いのです。その他の機会は、フィットネスジムでの筋肉トレーニングですが、火曜日は夕食後に、土曜日には菓子パン二個を食べた後ですので体内の脂肪を燃焼することはできません。

Cさんの一日当たりの推定総歩数ですが平日が約四〇〇〇歩、火曜日が約六〇〇〇歩、土曜日は約一万八五〇〇歩、日曜日は約五〇〇〇歩と推定されます。土曜日だけは一万歩を超えていますが、その他の日は五〇〇〇歩前後でやはり運動不足です。しかもテニスは試合形式でおこなうので、無酸素運動の要素が多くなり、高血圧を予防するための適度な有酸素運動の代わりにはなりません。

Cさんの生活習慣の記録を一見すると、運動をしていますが無酸素運動と筋肉トレーニング中心のため、生活習慣病の予防にはあまり役に立ちません。平日の摂取エネルギーが消費エネルギーを上回っている可能性が高く、このままでは肥満や高血圧、糖尿病発症の可能性が高くなってしまいます。高血圧の予防に有効なしっかり歩く程度の運動強度の有酸素運動が少ないため血圧が高くなり、降圧剤を服用することにより、まさにそのためにガンを発症する可能性が高くなることも考えられます。

三人に共通の問題点として、三食規則正しく食事を摂っていることが上げられます。現在の常識では三食規則正しく摂ることがよいことになっていますが、これでは、体内に貯えられた脂肪を燃焼することができません。このことが生活習慣病の主な原因になります。

第３章

生活習慣病とは医者に治せない病気

原因と結果の取り違え

今まで、生活習慣病の原因となる二つの大きな誤解、すなわち「空腹感」の意味と運動のタイミングについて説明してきました。ここで、生活習慣病とはどんな病気なのか考えてみましょう。

本書で「生活習慣病」という場合は、文字通り、生活習慣に何か悪い点があるために、「体のしくみ」と合わず、長い時間を掛けて歪みを生じ、やがて罹ってしまう病気のことを指します。よって、ここでいう生活習慣病には、肥満症、ガン、高血圧、糖尿病、動脈硬化症、心筋梗塞、脳卒中などを含みます。

もし、日本人の一部の人が、たとえば五%くらいの人が生活習慣病で死亡するのなら、その人たちが、一般の人と違った特に悪い生活習慣を続けたためと解釈することができます。この場合には、一般の人の生活習慣には問題がないと考えることができますので、現在の生活習慣を続けていればよいことになります。

ところが実際には、ガン、心筋梗塞、脳卒中という三つの生活習慣病で死亡する日本人の割合は、全死亡率の約六〇%を占めています。約六〇%の人が生活習慣病で亡くなるという事実が、一般の人が、いかに「体のしくみに合わない生活」をしているかということを雄弁に物語っています。一般の人の生活習慣に基本的な問題があるのです。生活習慣病の予防のためには、生活習慣の改善が必要です。

約六〇%もの人が生活習慣病で死亡するもう一つの大きな原因として、生活習慣病に対する医学の治療方法に問題があります。ここでまず、医学の発達の歴史を振り返ってみます。

人類にとって、最大の災厄は伝染病の流行でした。一四世紀に、ヨーロッパでペストが流行したときには、約三〇〇〇万人が死亡しました。中南米では、コロンブス以来、ヨーロッパ人によってもたらされたはしかなどの伝染病によって、ほとんどの人が死に、生き残ったのは病気に抵抗力のあった混血児だけであった、という話もあります。ハワイでも、ヨーロッパ人によって持ち込まれたはしかによって、一〇年間で人口が三〇万から三万へと、一〇分の一に減少したこともありました。一九一八年には、ヨーロッパでスペインかぜが流行し、世界中に広まり、約四〇〇〇万人が亡くなりました。このように、以前は伝染病の流行ほど怖いものはなかったのです。

当然のこととして、医学の研究対象は、伝染病を含む感染症になりました。多くの研究者たちの努力により、感染症に関しては、病原体の発見、サルファ剤の発明、抗生物質の発見、発症予防のためのワクチンの開発、環境衛生の整備など、多大な成果を上げました。

ＡＩＤＳやＳＡＲＳなど新しい感染症が出現すると、対応にそれなりの時間が掛かりますが、一つの伝染病で何千万人もの人が死亡する、というようなことは起こらなくなりました。このように、感染症に対する対応は、それなりに理にかなっています。

ところが、医学が感染症対策に多大な成果を上げたために、その後の新しい病気である生活習慣病に、間違った対応をするようになってしまった気がしてなりません。一つの方法論が成果を上げると、人はその方法論をなかなか捨てることができなくなります。医学の方法論もまったく同じ落とし穴にはまっているようです。

まず、感染症の原因と治療について考えてみましょう。感染症の場合は、健康な人が病原体、たとえば、ペスト菌に突然に感染してペストという病気になります。ペストの場合は、病原体であるペスト菌が原因ですので、正しい治療、すなわち抗生物質でペスト菌を殺してしまえば、感染症は治って、元の健康な状態に戻ります。

つまり、感染症は理論上は医者が治せる病気といえるわけです。また、予防注射で病気を予防することもできます。

ところが、生活習慣病は、健康な状態から、「体のしくみに合わない生活」を長い期間続けたために罹ってしまう病気です。**生活習慣病の症状は、「原因」ではなく、「結果」なのです**。したがって、結果としての生活習慣病の症状に対して薬を用いて治療しても、病気は治りません。生活習慣病を治したかったら、原因である「体のしくみに合わない生活」を、「体のしくみに合った生活」に改善することが必要です。

高血圧と糖尿病の「原因」と「結果」

「体のしくみに合わない生活」を続けていると、高血圧になってしまうかもしれません。高血圧は原因ではなく結果です。ところが、高血圧の人が病院に行くと、医者はまるで、健康な人に突然「高血圧」という病原体が侵入してきたので、血圧を下げる薬を投与すれば治る、と考えているように見えます。医者は血圧を下げる薬を熱心に処方してくれますが、「体のしくみに合わない生活」を、どのように改善すればよいのか充分に説明してくれません。もう少し運動しなさい、塩分の摂りすぎに気をつけなさいと説明します。しかし、それらのことが、血圧を下げるために「絶対に必要です」とは言わないので、言われた患者もほとんど実施しません。一カ月後、あるいは数カ月後に医者に行って血圧を測ると下がっていません。それではということで、薬が処方されます。これが高血圧の治療の現状です。しかし、結果である高い血圧を薬で無理に下げても、血圧が下がっているだけで、一生薬を飲み続けなければなりません。あるいは、血圧が下がってきたので薬を飲むのをやめれば血圧が上がってしまいます。つまり、いくら薬を飲んでも、高血圧は治らないということです。

糖尿病においてもこれは同じです。糖尿病で血糖値が高いのも結果であって、原因ではありません。結果である高血糖に対して薬を使用して治療しても、血糖値が下がっているだけで、糖尿病が治ったことにはなりません。糖尿病を治したかったら、その原因である「体のしくみに合わない生活」を、「体のしくみに合った生活」に改善することが必要です。糖尿病の場合には、患者に生活指導もしており、高血圧の治療よりは進んでいると思います。

生活習慣病である高血圧や糖尿病に罹ってから、「体のしくみに合った生活」に改めるより、その前から、「体のしくみに合った生活」を始めて、健康を維持している方がよいと思いませんか。

医者があなたの代わりに、いくら一生懸命「体のしくみに合った生活」をしてくれても、あなたには何の効果もありません。生活習慣病は、あなた本人にしか、予防することも、治療することもできないのです。

病気になったら、医者が治してくれる病気もありますが、生活習慣病は治してもらえません。何カ月も、あるいは一年以上も一つの症状や臨床検査数値の改善のために薬が出されるということは、その間医者は病気を治すことができていないことを証明していることになります。

医者が治すことのできない病気があることは、ほとんど皆さんには説明されていません。

しかし、このことは大変重要なことですので、決して忘れないでください。

今までは、病気に罹ったら病院に行けばよい。病気は医者が治してくれると考えていたかもしれません。しかし、生活習慣病は、医者には治せない病気なのです。自分自身で予防・治療する以外には方法がないことを決して忘れないでください。

脂肪と生活習慣病

ここでもう一度、第１章で説明した原始人と現代人のエネルギー代謝の中の、脂肪細胞の脂肪代謝だけを取り上げて考えてみましょう。狩猟で捕まえた食物を腹一杯食べることにより、原始人の脂肪細胞は多くの脂肪を貯えました。そして、空腹感が生じ狩猟に出掛けたとき、脂肪細胞は脂肪を分解し、狩猟のためのエネルギーを供給しました。このように、脂肪細胞は本来の機能を果たしていたのです。

次に、それほど運動をしないのに、三食きちんと食べている現代人の場合は、朝食を摂ると昼まで、昼食を摂ると夕方まで、夕食を摂ると朝まで、それぞれ前回の食事で取り込んだエネルギーで必要量がまかなえるため、肥満した脂肪細胞は、貯えた脂肪を分解しエネルギーを供給する必要がありません。**少しでも食べすぎると、食事のたびに、脂肪を貯え続けることになります。このため、脂肪細胞は、貯えた脂肪を必要なときに分解するという本来の機能を果たすことができず、肥満したままでいることになります。**このことが生活習慣病の原因になってしまうのです。

また、脂肪の摂取は控えているのに、太ってしまうと疑問に感じている人もいるかと思いますが、先に説明したように、あまり運動をしていないと、筋肉や肝臓にはブドウ糖がかなり残っています。筋肉や肝臓ではブドウ糖を貯蔵できる量に限度があるため、ブドウ糖は行き場がなくなり、最終的に脂肪細胞に取り込まれ、脂肪として貯蔵されてしまいます。つまり、脂肪自体を摂らなくても脂肪は増え、太ってしまうのです。とくに、それほど運動をしていないのに三食きちんと食べていると、小さい健康な脂肪細胞は肥満してしまいます。

内臓脂肪細胞の肥満は動脈硬化をもたらす

最近の医学的な研究の結果、生活習慣病は、肥満した内臓脂肪細胞に主要な原因がある、とする説が有力になってきました。肥満した内臓脂肪細胞は、さまざまな物質を血液中へ放出し、生活習慣病を発症させます。

たとえば、遊離脂肪酸の濃度が高まると、血液中のコレステロールを増加させ、そのコレステロールの一部が酸化され、血管に取り込まれ、動脈硬化を引き起こします。

また、肥満した内臓脂肪細胞は、腫瘍壊死因子（ＴＮＦ‐α）を多量に放出し、この腫瘍壊死因子と遊離脂肪酸は、インスリンの作用を弱めインスリン抵抗性を生じ、糖尿病や高血圧を発症し、さらに、糖尿病や高血圧になると、動脈硬化を引き起こします。

また、ＰＡＩ‐１（パイワン）と呼ばれる物質も、血栓を溶かして血液の流れを正常に戻すシステムを阻害します。ＰＡＩ‐１が多くなると、一度できた血栓を溶かすことができなくなり、血管がつまってしまい、やはり、動脈硬化を引き起こします。

小さい健康な内臓脂肪細胞がたくさん生産しているアディポネクチンという生理活性物質は、肥満した内臓脂肪細胞では生産量が低下します。アディポネクチンは、血管の壁を厚くしないように働きます。アディポネクチンの量が少なくなると、血管壁の平滑筋が増殖を始め、血管の壁が厚くなり、つまり、血管の内径が狭くなり、やはり、動脈硬化を引き起こします。

少し詳しく説明しましたが、要するに、**肥満した内臓脂肪細胞は、いろいろなメカニズムを介して動脈硬化を引き起こします**。動脈硬化になりますと、いつ心筋梗塞や脳卒中を引き起こすかわかりません。

二〇〇五年四月に、メタボリックシンドロームの診断基準がつくられました。へその高さのウエスト周囲径が、男性八五cm以上、女性九〇cm以上の場合に、内臓脂肪型肥満と診断されます。それに加えて、脂質異常症、つまり、中性脂肪が一五〇mg／dl以上、または、HDLコレステロールが四〇mg／dl未満であるか、高血糖、つまり、空腹時の血糖値が一一〇mg／dl以上であるか、高血圧、つまり、収縮期血圧が一三〇mmHg以上、または、拡張期血圧が八五mmHg以上であるかのうち、二つ以上の項目に当てはまると、メタボリックシンドロームと診断されます。メタボリックシンドロームになると、動脈硬化が進み、心筋梗塞や脳卒中の危険がとても高くなるということです。

「メタボリックシンドローム」と新しい名前こそついていますが、これは先ほど説明した、肥満した内臓脂肪細胞による生活習慣病発症のメカニズムの一部にすぎません。メタボリックシンドロームの診断基準の、ウエスト周囲径が男性八五cm以上、女性九〇cm以上というのは、結局、内臓脂肪細胞の肥満度を間接的に測定していることになります。この基準に適合しているということは、内臓脂肪細胞が肥満している可能性が高く、それが脂質異常症を引き起こし、血糖値を上昇させ、血圧を高くするわけですが、そのうち、二つも悪くなっていれば、それだけ悪い状態が進んでいるということを表しているにすぎません。また、動脈硬化症、心筋梗塞、脳卒中に罹りやすくなるのは、先ほど説明したとおりです。

このように、肥満した内臓脂肪細胞は肥満だけでなく、生活習慣病の原因になります。生活習慣病の予防のためには、肥満した内臓脂肪細胞の脂肪を分解燃焼させ、小さい健康な内臓脂肪細胞に戻してやることが必要です。

脂肪を効果的に燃焼する

なぜ人はエネルギーをブドウ糖ではなく、脂肪として貯えるのか考えてみましょう。皆さんはブドウ糖（炭水化物）を一グラム摂ると四キロカロリーのエネルギーを摂取し、脂肪を一グラム摂ると九キロカロリーのエネルギーを摂取したことになるのは知っていると思います。今度は逆に、エネルギーを貯蔵する効率から考えてみると、ブドウ糖を一グラム貯蔵しても四キロカロリーしか貯蔵できないのに対して、脂肪を一グラム貯蔵すると九キロカロリーのエネルギーを貯蔵できることになります。したがって、ブドウ糖でエネルギーを貯蔵する生物と、脂肪でエネルギーを貯蔵する生物が生存競争すると、同じエネルギー量を貯えた場合、脂肪でエネルギーを貯える生物の方が体重の増加が少なくてすみます。脂肪でエネルギーを貯える生物の方が、俊敏に行動することができ、生存競争を生き延びることになります。すべての生物は、エネルギーを脂肪として貯えるように進化したのです。

それでは、なぜ空腹時に運動しないと、内臓脂肪細胞の脂肪を分解することができないのか考えていきましょう。たとえば、食後一時間後に運動を始めると、一時間前の食事で消化吸収されたブドウ糖が血液の中に充分あるので、そのブドウ糖を使って運動します。内臓脂肪細胞の脂肪は利用されません。食後三時間半後の空腹時に運動を始めると、血液中のブドウ糖を利用して運動を始めますが、その量は減少していますので、内臓脂肪細胞に貯えられていた脂肪の分解産物である遊離脂肪酸を利用して、運動することになります。

その結果、脂肪を分解するという内臓脂肪細胞本来の機能をさせることができ、生活習慣病の予防になります。つまり、同じ運動をするのでも、いつ運動するのかによって、生活習慣病の予防効果が全然違ってきます。

運動前のエネルギー補給は、どんな影響があるのか考えてみましょう。これから、フィットネスジムに行ってエアロビクスをするのだからといって、アンパンを食べて行くと、アンパンの糖質が消化吸収され、血液中にブドウ糖が増えてきます。そのブドウ糖を利用して運動します。何のことはない、さっき食べたアンパンを一生懸命エアロビクスをして燃焼させることになってしまいます。空腹を我慢してエアロビクスをおこなえば、脂肪を燃焼させ、生活習慣病の予防につながったはずです。

また、運動の前にアメを舐めるのも逆効果です。血液中のブドウ糖が少し増加してきます。すると、インスリンが分泌されてきます。インスリンはブドウ糖から脂肪をつくるときに必要なホルモンです。これから、脂肪を分解燃焼させようとしているのに、脂肪をつくるインスリンを分泌させるのは、紙を燃やすのに、霧吹きで水を掛けているようなものです。

空腹時に運動するかどうかはあなたの選択

本書の生活習慣病予防法では、今まで説明してきたように、「空腹感」が生じているとき、どのような身体的状態なのかを、充分理解して頂いた上で、皆さんに、「空腹感」が生じたとき、すぐ食事を摂るのか、あるいは、運動をするのかを、自らで決めて頂くことが大切だと考えています。「空腹感」を「空腹観」に変換し、行動・運動をすることにより、内臓脂肪細胞に蓄積された脂肪を分解燃焼させ、肥満を解消し、生活習慣病を予防しましょう。

理論は簡単ですが、実行するのはなかなか難しいものです。皆さんへのアドバイスとしては、まず、万歩計を買って、毎日歩数を記録してください。記録を付け始めると、歩くことに対する意識が高まり、自然に歩数が増加してきます。歩数が増えてきて、一生懸命歩くことに慣れてきたら、「空腹感」が生じたときに歩くようにしましょう。そして、お気に入りの散歩コースをつくる。一駅歩いてみる。健康のための運動ですので気楽に考えて始めてください。

Part2

30代から知っておきたい生活習慣病の真実

第4章

肥満症と糖尿病

個別の生活習慣病の説明をする前に、遺伝的素因と病気の発病との関係を説明しておきます。

病気の中には、遺伝的素因の影響が非常に強く、その素因があれば発病してしまうものもあります。たとえば、色盲のような病気の発病は、遺伝的素因のみで決まってしまいます。生まれたときから、色の識別ができず、その後どんなに努力しても残念ながら、色を識別できるようにはなりません。

また反対に、その病気の発病に遺伝的素因がほとんど関係しない場合もあります。たとえば、交通事故の被害者として骨折するということは、遺伝的素因とほとんど関係しないと考えられます。ただし、交通事故の加害者になるような場合は、運動神経などの遺伝的な素因の関与が考えられます。

しかし、多くの生活習慣病は、遺伝的素因と生活習慣の相互作用の結果として発病してくるのです。ある疾患に罹りやすいという遺伝的素因には個人差があり、各個人の遺伝的素因は、理論的には〇から一〇〇までの連続スペクトルのうちのどこか一つの値に該当します。わかりやすく説明しますと、たとえば両親が糖尿病や高血圧だと、糖尿病や高血圧に罹りやすいものです。そのような人の糖尿病に罹りやすい遺伝的素因を七〇とすると、悪い生活習慣が三〇だけあると、合計で一〇〇になり糖尿病になってしまいます。

ところが、糖尿病の遺伝的素因が三〇の人は、悪い生活習慣が七〇はないと、合計で一〇〇にはなりません。つまり糖尿病にはなりにくいのです。このように、遺伝的素因と生活習慣は相互に絡み合って、病気を発病させています。したがって、両親とも糖尿病の人は、そうでない人よりも、生活習慣に気を付けなければなりません。

別な言い方をすれば、両親が糖尿病であっても、充分に生活習慣に気を付けていれば、糖尿病になることはないし、両親が糖尿病でなくても、悪い生活習慣を続けていれば、糖尿病に罹ってしまうということです。

もう一つ予備知識として知っておいてほしいことがあります。病院で「単純性肥満」とか「原発性肥満」、「本態性高血圧」などと診断されることがあります。「単純性」、「原発性」、「本態性」という病名は、生化学的検査や生理学的検査、レントゲンなどの画像診断をしても、その病気の原因がよくわからない場合につけられます。このような診断名がついた場合は、生活習慣に原因があると考えて間違いありません。このような診断名がついた病気は、生活習慣の改善がない限り治りません。

本章以降は、これらをふまえ、まず各生活習慣病の西洋医学による定義と治療法を紹介し、それが本書で示す「体のしくみ」の理論に合致しているのかを検証していきたいと思います。途中で出てくる研究結果など、多少難しく感じる場合は適当に読み飛ばして頂いてもかまいません。しかし、各病気の原因や現在の扱われ方を知っておくことは、これから健康な生活を目指すうえでは非常に有効だと思われます。

肥満症とはなにか

西洋医学の定義によると、「肥満」とは、身体に脂肪が過剰に蓄積した状態のことです。

肥満の中で、医学的見地から減量治療が必要なもの、あるいは、肥満の原因に対して医学的対応を必要とするものを、「肥満症」と言います。肥満を正確に判定するには、体脂肪量を測定する必要があります。

体脂肪量を厳密に測定するには、水中で計測した体比重（体密度）を利用した体密度法やＣＴスキャン法などがありますが、これらは大がかりな設備が必要で一般的ではありません。簡単な方法としては、体脂肪計（生体インピーダンス法）や皮脂厚計による方法があります。

最も簡単なのは、身長と体重から体脂肪量を推測するものです。肥満を判定するさまざまな指数がありますが、中でもＢＭＩは国際的に用いられています。身長当たりの体重から、一般人の体脂肪量を推定できることが証明されているので、肥満の判定には、ＢＭＩが広く用いられています。ＢＭＩは次の式で計算できます。

ＢＭＩ＝体重(kg)÷身長(m)÷身長(m)

たとえば、身長一六〇㎝、体重五六kgの人の場合は、五六÷一・六÷一・六という式

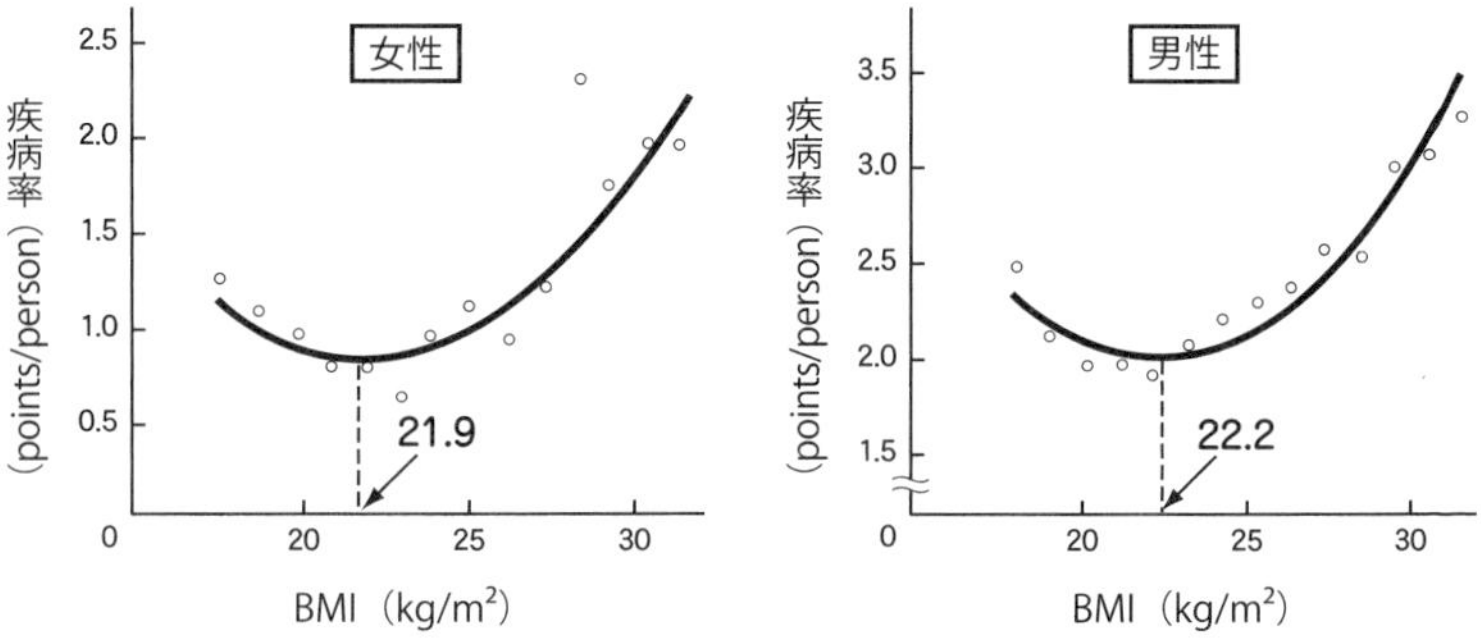

で、ＢＭＩは二一・九となります。

日本における多人数の集団を対象にしてデータを集め、ＢＭＩと病気に罹る割合の関係を調べるために、縦軸に病気に罹る割合（疾病率）、横軸にＢＭＩを取ってグラフをつくると、ＢＭＩと疾病率の関係はＪカーブとして表わされます。そして、最も疾病率の少ないＢＭＩは、男性で二二・二、女性で二一・九です。つまり、これが一番病気に罹らない値で、それ以上でもそれ以下でも病気に罹る割合が増えてきます。そこでＢＭＩの標準値は、最も疾病率の少ない二二を用いています。したがって、**病気に最も罹りにくい標準体重は、身長（ｍ）×身長（ｍ）×二二**で求めることができます。たとえば、身長が一六〇㎝の人の場合は、一・六×一・六×二二＝五六・三ということで、標準体重は、五六・三kgと計算できます。

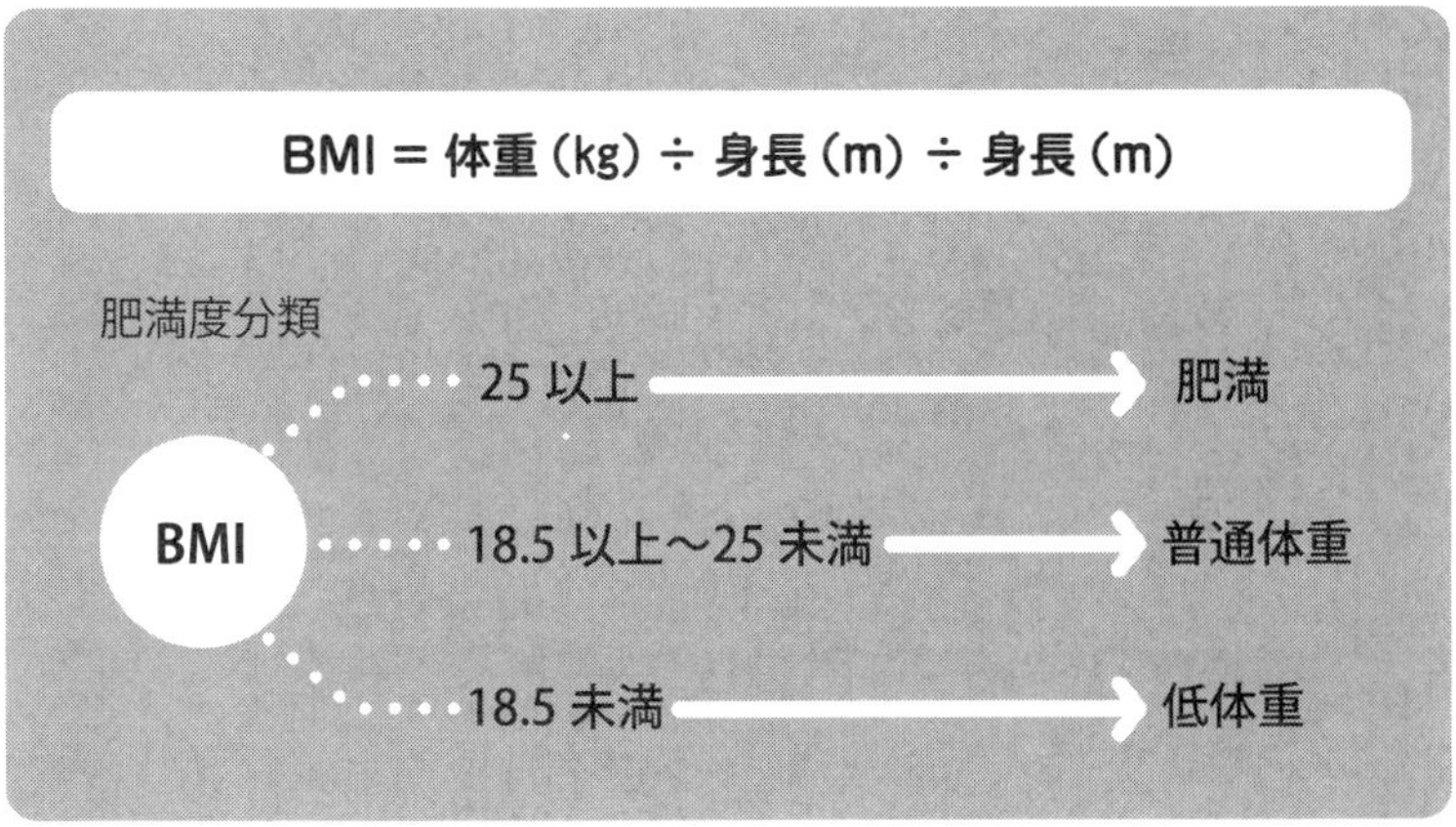

日本肥満学会が二〇〇〇年に発表した肥満度分類では、ＢＭＩが一八・五未満を「低体重」、ＢＭＩが一八・五以上～二五未満を「普通体重」、ＢＭＩが二五以上を「肥満」と分類しています。ただしここで「肥満」に分類されても、筋肉が多くてＢＭＩが二五以上になっている場合は、「体重過多」といって医学的に減量が必要なわけではありません。

肥満には、単純性肥満（原発性肥満）と症候性肥満（二次性肥満）があります。単純性肥満は、肥満の九〇％以上を占めます。

単純性肥満の成因ですが、まず、体重の変動は、エネルギー代謝の出納で決まります。エネルギー消費を上回るエネルギー摂取があったときは、中性脂肪の形で脂肪組織に蓄積します。肥満も遺伝的素因と生活習慣が関わり合って起こりますが、おもに食べ過ぎ、運動不足が大きな原因です。症候性肥満は、なんらかの原因疾患があり、そのために肥満が発症してしまうものです。

ここで肥満と肥満症の区別を明確にしておきます。肥満とは、ＢＭＩが二五以上あり、脂肪組織の脂肪が過剰に蓄積した状態のことです。肥満症とは、肥満が「医学的に減量を必要とする病態」にあることです。肥満による健康障害を有する場合はもちろんですが、ＢＭＩが二五以上、へその高さのウエスト周囲径が、男性八五㎝以上、女性九〇㎝以上、かつＣＴスキャン法により男女とも内臓脂肪面積が一〇〇㎠以上の場合に「健康障害を伴いやすいハイリスク肥満（内臓脂肪型肥満）」とされ、肥満症と診断されます。

医者はどのような根拠で肥満症を診断しているのか説明します。まず、ＢＭＩが二五以上になると、肥満に起因する健康障害が出てくるものとされます。一方、ＢＭＩが二五以上で特別な健康障害がない場合でも、男性では四〇代から、女性では閉経後の五〇代からは、肥満に関連する疾患リスクが高まるところから、積極的な治療・減量を指導されることがあります。女性では月経周期や妊娠を頭に置いて診断されます。女性で妊娠を希望している場合、ＢＭＩ二五以上で特別な健康障害が認められていないとしても、妊娠・出産に伴う異常の防止のために、少なくともＢＭＩ二四以下が望まれます。また、糖尿病、高血圧、脂質異常症の合併について考慮すると、空腹時血糖が一二六mg／dl以上のもの、血圧が一四〇／九〇mmHg以上のもの、空腹時中性脂肪が一五〇mg／dl以上のもの、HDLコレステロールが四〇mg／dl未満もの、その他肥満に関連する身体異常の見られるものについては肥満症と診断され、積極的な治療、減量の対象にされます。BMI二五以上で減量すべき肥満、すなわち「肥満症」に関して六〇〜七〇％の要因は、生活習慣にあると考えられています。

生活習慣に関して考慮すべきは、まず、「食生活に関連するもの」として、①一日の食事回数と摂取量、②外食の頻度と内容、③間食の頻度と内容、④アルコール摂取の有無と量などです。

そして「運動に関連するもの」として、運動習慣の有無、程度、頻度や継続性、余暇のすごし方などです。

くわえて「その他のもの」として、家庭や職場における職種、仕事内容、人間関係、ストレスの有無やその程度、喫煙習慣の有無に注意することが大切です。以上について充分に検討され、肥満症の診断が下されます。

肥満症の治療

それでは、肥満症に対してどんな治療をすればよいのかというと、基本は食事療法と運動療法、すなわち生活習慣の是正です。自己管理が一番重要になります。生活習慣の是正の効果が不充分なときは、薬物療法が追加されます。

肥満症の減量目標は、ＢＭＩ二五未満、さらには、二四未満二二以上とされます。個々人における減量目標は、短期的には一カ月で二kg以上、四kg未満が妥当なところです。なお、一kgの脂肪組織を減少させるためには、そこに含有されている八〇〇〇gの中性脂肪の持つエネルギー量、七二〇〇キロカロリーを燃焼させなければなりません。

肥満症の主な治療法と日常生活の管理ですが、低エネルギー食療法のなかで、消費エネルギー量と摂取エネルギー量の差を、毎日三〇〇キロカロリー以上とすることが必要です。このための運動は、四〇分の歩行、一〇分の体操、と一〇分の筋力トレーニングの組み合わせと、その継続が指示されます。

次に、食行動の歪みを是正することです。間食をやめるなどの指示が出されます。また、ストレスの管理が重要になります。

食事療法・運動療法で、体重が減らない場合に、薬物療法が開始されます。肥満の薬物療法に関しては、その適用を超肥満の症例、腰痛・膝痛のため運動療法ができない症例、遺伝子異常でやせにくい体質の症例、ストレスが過剰な症例などに限定されることになります。薬物投与は食事・運動療法の補助療法であることが充分に説明されたうえで、なぜ肥満するまで食べなければならなかったのか、その原因（ストレスのことが多い）を取り除く努力をする必要があります。

糖尿病とはなにか

次に、糖尿病について見ていきましょう。

糖尿病とは、インスリンの作用不足から生じる慢性高血糖を特徴とする代謝疾患のことです。インスリンが正常に働いていると、肝臓から血液中へのブドウ糖の放出が抑えられ、それが筋肉や脂肪細胞に取り込まれるために、血糖値は下がってきます。インスリンの量が不足したり、正常に働かなかったりすると、肝臓からのブドウ糖の放出が増える一方で、血液中のブドウ糖が筋肉や脂肪細胞に取り込まれませんので、血糖値が高くなります。食べ過ぎや運動不足が続くと、インスリンの働きが悪くなり、血糖値は上昇します。糖尿病には1型と2型があり、1型糖尿病とは、膵臓のβ細胞の破壊により生じ、内因性インスリンが欠乏することが原因です。日本人の糖尿病の約五％を占めています。あらゆる年齢に発症しますが、若年者に多く、やせ型が多いのが特徴です。インスリンによる治療が必要です。

2型糖尿病とは、インスリン分泌障害とインスリン抵抗性が関与している病態で、日本人の糖尿病の約九五％を占め、食べ過ぎと運動不足という生活習慣が深く関わっていて、いわゆる生活習慣病としての糖尿病です。四〇歳以上の日本人では、一〇人に一人が罹っています。肥満を合併することが多いのですが、日本人では欧米の報告ほど多くありません。四〇歳以上の中高年に多いのですが、最近では若年層でも2型糖尿病が増加していま す。また、日本人は遺伝的にインスリン分泌量が少ないと考えられています。そのため、たとえば、比較的軽度の肥満といったわずかなインスリン抵抗性の増加でも、糖尿病に罹りやすいと言われています。

糖尿病の検査は健康診断、人間ドック、病院受診時などにおこなわれ、尿糖、血糖値が測られます。糖尿病診断のキーポイントは以下のようなものです。

①糖尿病は、通常それほど強い自覚症状・他覚症状はありません。
②尿糖陽性なら、必ず血糖を調べる必要があります。
③随時血糖で診断がつかなければ、ブドウ糖負荷検査をおこないます。
④現在の血糖値にかかわらず、糖尿病性網膜症などの糖尿病性細小血管障害があれば、糖尿病と診断されます。

血糖検査を受けることが望ましい対象としては以下のとおりです。

①四五歳以上のすべての人は、検査結果が正常であっても三年ごとに再検する必要があります。
②四五歳以下でも理想体重一二〇％以上、ＢＭＩ二七以上の肥満、糖尿病患者の一親等以内血縁者、四〇〇〇g以上の巨大児出産や妊娠糖尿病と診断された場合、一四〇／九〇mmHg以上の血圧、ＨＤＬコレステロール値三五mg／dl以下、または中性脂肪値二五〇mg／dl以上のいずれかに当てはまる場合は、検査を受けるべきです。

糖尿病の診断基準は、空腹時血糖値が一二六mg／dl以上、随時血糖値が二〇〇mg／dl以上、あるいは、ブドウ糖負荷検査の二時間値が二〇〇mg／dl以上のいずれかが確認できれば糖尿病型と呼び、糖尿病の診断には、これら糖尿病型を二回以上確認する必要があります。空腹時血糖値が一一〇mg／dl未満で、ブドウ糖負荷検査の二時間値が一四九mg／dl未満の場合は、正常型と診断されます。正常型にも糖尿病型にも属さないものを、境界型と言います。

糖尿病患者の死因の変遷を見ると、糖尿病性昏睡、感染症の時代を経て、血管障害の時代に入って、かなりの時間が経っています。今は、血管障害の予防が重要です。

糖尿病治療の目的は、合併症の予防です。糖尿病の合併症は、急性合併症と、慢性合併症に分けられます。

急性合併症には、代謝失調である糖尿病性昏睡や、感染症があります。

慢性合併症には、糖尿病に独特の細小血管障害や、大血管障害（動脈硬化）があります。

血糖値が高いだけの状態では、それほど強い自覚症状がありませんが、そのまま放っておくと、気が付かないうちに病気が進み、細い血管の障害として神経障害や腎症や網膜症を、また太い血管の障害として心筋梗塞や脳梗塞を起こすので、高血糖の改善が必要になるわけです。細い血管の障害による神経障害、腎症および網膜症は、糖尿病の三大合併症と言われます。

なぜ糖尿病には早期治療が必要なのか説明します。糖尿病は、軽いうちからの治療を開始すると、病気の進行を抑えることが期待できます。糖尿病は、軽いうちの方が治療効果が出やすく、進行するほど治療は難しくなります。血管合併症を防ぐには、軽いうちから治療が必要です。

糖尿病治療の目的は、①代謝失調による急性症状を回避し、生命を維持すること、②できる限り、健常人と同じような社会的活動を可能にすること、③良好な血糖コントロールを達成すること、④糖尿病の合併症を予防し、健常人と変わらない社会生活を送ること、の四点になります。

糖尿病の治療

糖尿病の治療法には①食事療法、②運動療法、③薬物療法、④患者教育、の四つがあります。

食事療法のポイントは、腹七分目を目安に、食品の種類を多く（一日三〇種類以上に）、油分は控えめに、一日三食をきちんと、とされています。

糖尿病患者に必要な一日の総エネルギー量は、患者の年齢、性、生活活動強度や、現在の肥満度、血糖の状態などにより異なります。適正なカロリーは標準体重と身体活動量から計算します。標準体重は、身長（m）×身長（m）×二二によって算出され、身体活動量の目安は、デスクワークが主な人や主婦などの軽労作では、標準体重一kg当たり二五～三〇キロカロリー、立ち仕事が多い普通の労作では、標準体重一kg当たり三〇～三五キロカロリー、力仕事の多い重い労作では、標準体重一kg当たり三五キロカロリー以上ということになります。標準体重に日常生活での労働の強さに比例したカロリーを掛けて、適正カロリーを計算します。なお、高齢者や肥満者の場合、標準体重一kg当たり二〇キロカロリーから二五キロカロリーが適当です。

お酒は食事療法の自己管理を乱しやすいので、原則として禁酒です。血糖と中性脂肪のコントロールがよくできている場合に限り、一日の適量は、ビール中瓶一本、ワイングラス一杯、日本酒一合、ウイスキーダブル一杯と言うことになります。飲み過ぎには、気を付けなければなりません。

次に運動療法ですが、なぜ運動療法が必要かというと、適切な運動は、インスリンの効きがよくなり、ブドウ糖の利用が増え、体力、心肺機能が向上し、ストレス解消になるからです。

運動療法のポイントですが、運動して問題がないかを診断してもらいます。運動の種類は有酸素運動が適しています。最高にきついときの脈拍数を一〇〇％とすると、四〇～六〇％の強さ、自覚的運動強度でいうと「楽にできる」から「ややきつい」程度が勧められます。脂肪がエネルギーとして使われ始めるのは一五～二〇分経ってからですので、三〇分くらい続けます。

一〇〇キロカロリーを消費する運動と時間ですが、軽い散歩三〇分前後、ウォーキング約二〇分、自転車平地約二〇分、強いジョギング約一〇分、水泳はクロール約五分で、一〇〇キロカロリー消費します。

食事療法・運動療法で、血糖値が下がらない場合に、薬物療法が開始されます。

薬物療法では、血糖コントロールのための薬物と、合併症の治療薬に分けられますが、ここでは血糖コントロールのための薬物について説明します。

まず、インスリンですが、現在使用されているインスリンは、ほとんどがヒトインスリンです。インスリンは、①1型糖尿病、②内服薬が無効な2型糖尿病例、③肝・腎障害があり、食事療法が無効な例、④感染・大手術、⑤糖尿病性昏睡、⑥経口糖尿病薬の副作用のある例、⑦食事療法のみでは無効な妊婦などの場合に処方されます。

インスリン製剤の種類は、速効性インスリン、中間型インスリン、持続型インスリンに大別され、それらをさまざまな比率で組み合わせた混合複剤がつくられています。これらを組み合わせて健常人のインスリン分泌パターンに近づける工夫がなされます。注射器についても、頻回注射がおこないやすいように、従来の注射器以外に、ペン型注射器や使い捨ての注射器が用いられています。

次に、２型糖尿病の経口薬にどんな種類があるのか、説明します。

食後高血糖を改善したい時は、速やかに、短時間インスリン分泌を促進する速効型食後血糖降下剤や、ブドウ糖の吸収を遅らせるα－グルコシダーゼ阻害剤が使われます。空腹時血糖値を改善したいときは、長時間インスリン分泌を促進するスルホニル尿素薬や、インスリンの効きをよくするビグアナイド薬やインスリン抵抗性改善薬を使用します。

糖尿病治療の際には、低血糖に充分注意して下さい。血糖値が七〇～五〇㎎／dlに下がると、生あくびが出る、ふらつき、考えがまとまらない、いらいらする、などの症状が出ます。これらは、通常の疲労感などと混同しやすいため、見過ごさないように注意してください。血糖値が五〇～三〇㎎／dlまで下がると、手指のふるえ、冷や汗、動悸が出ます。

血糖値が三〇mg／dl以下になると、立っていられない、意識がもうろうとする、異常行動をとるなどの症状が出、さらにひどくなると痙攣を起こす、低血糖昏睡に陥り、生命に関わることもあります。

低血糖を防ぐには、薬の量や飲み方は医師の指示を必ず守ることです。食事や運動の量や時間を、勝手に変えてはいけません。食事が摂れないときは、主治医に連絡して指示を受けてください。薬の中には、一緒に飲むと低血糖を起こすものがあるので、別の薬を飲むときは、糖尿病の薬を飲んでいることを医師に伝えてください。

もし低血糖が起こってしまっても、軽いうちはすぐに糖分を摂れば回復します。常に袋入りの砂糖やブドウ糖を携帯しましょう。低血糖と思ったら、すぐに糖分を摂るようにしましょう。袋入りの砂糖二袋から四袋（一〇～二〇g）、あるいは、ブドウ糖五～一〇g、ジュースなど一五〇～二〇〇mlを摂るようにしましょう。低血糖を起こした場合は、必ず早めに医師に連絡しましょう。また、万が一に備えて、「糖尿病で経口血糖降下剤を飲んでいる」ことがわかるカードや糖尿病手帳を、外出の際など常に身につけておきましょう。

「体のしくみ」から肥満症と糖尿病を考える

それでは、「体のしくみ」を考えた上での肥満症の予防法を考えていきましょう。肥満が予防できれば、生活習慣病である2型糖尿病の予防につながります。

まず「体のしくみ」のおさらいですが、私たちは血糖値が低下することにより、空腹感が生じてきます。しかしこのとき活動のためのエネルギーとして筋肉と肝臓にはブドウ糖が、そして、脂肪細胞には脂肪が充分に貯えられているのでしたね。

空腹感に応えて食事を摂ると、あまったブドウ糖や脂肪はさらに脂肪細胞に貯えられてしまいます。運動もせずに三食きちんと食べていると、貯め込んだ脂肪を分解してエネルギーを供給する機会がありませんし、内臓脂肪細胞も小さい健康な細胞に戻ることができません。

前章で述べたように、肥満した内臓脂肪細胞は肥満だけでなく、糖尿病の原因になります。貯えている脂肪を分解し脂肪酸に変える必要がなくて暇な内臓脂肪細胞は、さまざまな物質を放出し、糖尿病を引き起こしてしまいます。肥満の解消のためにも、糖尿病の予防のためにも、空腹時、運動することにより、肥満した内臓脂肪細胞を、小さい健康な内臓脂肪細胞に戻してやること、あるいは内臓脂肪細胞に脂肪を分解する機会をつくってやることが必要です。

空腹時に運動しないと、内臓脂肪細胞の脂肪を分解することはできません。たとえば、食後一時間後に運動を始めると、一時間前の食事で消化吸収されたブドウ糖が血液中に充分あるので、そのブドウ糖を使って運動します。内臓脂肪細胞の脂肪は利用されません。食後三時間半後の空腹時に運動を始めると、血液中のブドウ糖を利用して運動を始めますが、その量は減少していますので、内臓脂肪細胞に貯えられていた脂肪の分解産物である遊離脂肪酸を利用して、運動することになります。

その結果、内臓脂肪細胞に脂肪を分解するという本来の機能をさせることができ、糖尿病の予防になります。つまり、同じ運動をするのでも、いつ運動するのかによって、肥満・糖尿病の予防効果が全然違ってきます。これから運動するのだから、「腹ごしらえ」と考えるのは間違っています。

ここで、運動による体重減少効果について考えてみましょう。運動のために消費するエネルギー量は意外と少ないので、効果は大きいとはいえない面もあります。西洋医学の運動療法で示した散歩で体重を減らす場合を考えてみます。一kgの脂肪組織を消費するには、そこに含まれている八〇〇gの中性脂肪を消費しなければなりません。八〇〇gの中性脂肪は、七二〇〇キロカロリーのエネルギーを持っています。三〇分の散歩で一〇〇キロカロリーを消費できるので、七二〇〇キロカロリーを消費するには、二一六〇分散歩しなくてはなりません。二一六〇分ということは、三六時間必要ということになり、散歩だけで、体重を一カ月で一kg減量しようとすると、毎日一時間以上の運動が必要になります。

つまり一日一時間散歩してもなかなか体重は減りません。それではといって、フルマラソンを走ってみます。フルマラソンを走り終わった直後の体重は、二～五kgくらい減ったとしても、体の中の水分が減ったことが主な原因で、理論上はたった三〇〇～四〇〇gしか体重は減りません。毎日フルマラソンができれば、体重は一カ月で一〇kg以上減らすことができますが、実際にそんなことは不可能です。

それでは、運動が減量の役に立たないのか、というとそうではありません。必要なのは「空腹時に運動すること」です。

皆さんは三食きちんと食べていて、空腹時に運動するという習慣がありませんので、脂肪を分解してエネルギーに変えることに慣れていません。したがって、一度お腹がすくと我慢できず、食事を摂ってしまいます。この状況を改善するためには、空腹時の運動が必要なのです。空腹時に運動すると、内臓脂肪細胞に貯まった脂肪を利用することの練習になります。この練習を繰り返すことにより、体の中に貯め込んだエネルギーを利用することが上手になります。

皆さんの体がそのような体になれば、別に運動していない普通の状態でも、お腹がすき始めると、内臓脂肪細胞に貯まった脂肪を分解してエネルギーとして利用するようになります。そうなれば、空腹感はそれほど強くならないので、食事の摂取量が自然に減少してきます。

食事の摂取量が減ることにより、肥満症の解消、さらには、糖尿病の予防につながります。

この内臓脂肪細胞に貯えた脂肪をエネルギーに変える能力は、原始人やライオンが、お腹がすいてから狩りをするときに使った能力で、本来人の「体のしくみ」に組み込まれた能力です。ただ、三食きちんと食べて、それほど運動をしないという生活を何十年と続けている人では、この能力が衰えています。空腹時、少し頑張ってウォーキングでもしていれば、本来備わっている能力ですので回復してきます。

まとめると、運動それ自体で消費するエネルギーはそれほど大きなものではないので、運動しても体重はそれほど減りません。しかし、空腹時の運動を繰り返すことにより、内臓脂肪細胞に貯えた脂肪をすぐエネルギーに利用できる体に変えることにより、空腹感が我慢できるようになり、自然に食べる量が減ってきて、体重を減少させることができるようになるのです。体重を減少できれば、糖尿病の予防につながります。

だからこそ「いつ」というキーワードが重要になってくるのです。

ところが、生活習慣病の予防のための多くの専門家たちは、ただ運動しましょうというアドバイスしかしません。空腹時というキーワードが抜けています。その結果、説明を受けた人は、無意識のうちに運動することによる消費エネルギーだけで体重を減らそうと努力します。毎日一時間散歩しても、体重は一カ月で一キログラムしか減りません。ここで、運動しても体重は減らないと諦めてしまうのです。体重を減らす最も簡単な方法は食べる量を減らすことです。空腹時の運動により食欲を下げないと、体重はなかなか減りません。

糖尿病患者が増えているわけ

現在、糖尿病患者とその予備軍が増加しています。一九六〇年代は、糖尿病患者は三万人でした。二〇〇二年の調査では、糖尿病患者が七四〇万人、糖尿病予備軍が八八〇万人、合計一六二〇万人もいると言われています。

この四〇年あまりで、糖尿病患者は、二五〇倍程増えたことになります。なぜ、このようなことになってしまったのか考えてみましょう。戦争中、あるいは、終戦直後のように、食糧事情が悪いときには、一日三食、あるいは、一日にたとえ五回食べても、総カロリーが不足しているので、食べすぎによる健康障害は起きません。

しかし、現在は飽食による生活習慣病が大問題になっている時代です。そこで、この食糧が過剰な状況を考慮に入れて、現在の日本人の食習慣が正しいものなのかどうか検証するために、世間一般の「常識」について考えてみましょう。

まず始めに、現在の朝食至上主義について考えてみます。日本人が、朝食をいつごろから摂り始めたのか調べてみると、江戸時代、武家階級の人たちは朝食を摂っていましたが、一般の人たちは朝食を摂っていませんでした。

明治時代になって、日本政府が軍隊をつくり、武家階級の人たちが指導するようになり、朝ごはんを食べる習慣をつくり、退役した軍人が民間に戻り、一般庶民が朝食を摂るようになったのです。

日本人の朝食習慣は、たかだか一〇〇年の歴史しかないのです。もし、いま言われているように朝食が一日の活力に本当に必要であり、朝食を摂ることが人の「体のしくみ」に一番合っているのなら、農耕生活が始まり食物の備蓄ができるようになったときから、人類の先祖は朝食を摂っていたはずです。

皆さんの中で糖尿病の検査を受けたことがある方は、朝食前の血糖値がどのくらいであるかよくご存知のはずです。この検査で血糖値が一一〇mg／dl以下であれば、あなたは糖尿病ではありません、と診断されます。朝、目覚めたときの血糖値が九〇mg／dlくらいであれば、空腹のわけがありません。まったく空腹感が生じることなく活動できる血糖値なのです。お腹がすいて食べたくてしょうがない血糖値は、寝ている間に経過していますﾠ(変な時間に目が覚めて、無性に何か食べたくなるのはこの時間帯なのです)。朝起きたときの血液中のブドウ糖量、つまり、血糖値は、一番低い七〇mg／dlではなく、だいたい八〇〜九〇mg／dlくらいまで増加しています。

多くの子どもは、朝食を食べたがりません。朝起きてすぐ、「お母さん、まだ朝ごはんできないの、お腹がすいてしょうがないよ」とせがむ子どもはあまりいません。もし、本当に朝ごはんが一日の活力の元なら、子どもたちが朝ごはん、朝ごはんと騒ぐはずです。

子どもは、「朝ごはんが一日の活力の元だから、食べなければいけない」といった常識に害されていませんから、体の生理状態に素直に反応して、朝ごはんを食べたがらないのです。朝ごはんを食べるより、遊びに行きたいのです。それをお母さんが、無理やり朝ごはんを食べさせるので、朝ごはんを食べないと元気が出ないような気持ちに、さらに、そのような体にさせられてしまうのです。朝ごはんは食べる必要はないのです。

朝食を摂らないで学校に行くと、血糖値が低いので勉強ができないと言いますが、本当でしょうか。原始人の場合、空腹感が生じると食物を手に入れるために、狩猟や採集に出掛けました。このとき、食物を手に入れることができるかどうかに、生命がかかっていたのです。空腹時の血糖値は、原始人が狩猟で獲物を捕らえることができた血糖値です。狩猟で獲物を捕らえることは、子どもが学校で勉強することよりも、むしろ困難なことと考えられます。したがって、空腹時の血糖値は、子どもが学校で充分に勉強することができる血糖値ということになります。もし、空腹時の血糖値が本当に子どもが学校で勉強できない程度のものであるなら、とっくの昔に、人類は地球上から姿を消していたはずです。

ここで勘違いしないでください。昨日まで朝食を食べていた小学生が、今日朝食を食べずに学校に行けば、空腹感が強く倒れてしまうかもしれません。ほら見たことか、やはり朝食は大切なのだと短絡した結論を出さないでください。これは、昨日まで三食きちんと摂っていたので、内臓脂肪細胞に貯えた脂肪を分解してエネルギーに変える本来の機能が低下しているためなのです。朝食を食べない生活を続けることによって、内臓脂肪細胞に貯えた脂肪を利用できる体に戻りますし、この方が本来の「体のしくみ」に合っているのです。

さらに、面白い調査結果があります。それは「きちんと朝食を摂っている学生は、学校の成績がよいが、反対に、朝食を摂っていない学生は、成績が悪い」というものです。ここから朝ごはんは体によいと短絡した結論が引き出され、朝食を摂るように奨励されています。

しかし、もう少し注意深く考えてみましょう。ここに真面目な学生が一人いたとすると、この学生は真面目なのでよく勉強をします。したがって、成績もよくなります。真面目な学生は、朝食を摂ることはよいことだ、ということになっているので、朝食をきちんと摂ります。反対に、不真面目な学生がいたとします。この学生はあまり勉強しないので、成績がよくありませんし、夜遅くまで遊んでいるので、朝食を摂る暇がありません。もう、おわかりでしょう。成績がよいということは、その人が真面目な性格であるということと相関しており因果関係がある可能性があります。朝食をきちんと摂るということも、真面目な性格と相関関係があり因果関係のある可能性を示しています。成績が悪いということは、その人が不真面目な性格であるということと相関関係があり因果関係がある可能性があります。朝食を摂らないということも、不真面目な性格と相関関係があり因果関係のある可能性を示しています。

しかし、学校の成績がよいことと、きちんと朝食を摂ることとは、相関関係はありますが因果関係はない可能性が高いのです。その証拠に、落第しそうな学生が朝食を摂れば、落第しないですむというものでもありません。

子どもが小学生の場合は、真面目な性格は真面目なお母さんのものです。真面目なお母さんは朝食を摂らせますし、勉強も見てやりますので、子どもの成績もよくなります。不真面目なお母さんですと、朝食の準備もしないし、勉強の面倒もみません。

つまり、この調査結果は、朝食を摂ることは、成績がよくなることと相関関係があると証明していますが、因果関係があることまで証明しているわけではありません。最近の傾向として、何か調査をして相関関係があると、それ以上の解析をしないで、すぐに因果関係もあると結論づけてしまうことが多いように見受けられます。相関関係があるということとは、因果関係のあることの証明ではありませんので、気を付けてください。

また、「お腹をすかせてから食べると、体が飢餓状態に適応して脂肪を貯えるようになる。だから、三食規則正しく食べて、脂肪が貯まらないようにしましょう」という見方がありますが、これはまったく理屈に合わない迷信です。健康な人は、いつ食べても、食べすぎれば、あまったエネルギーは脂肪として脂肪細胞に取り込むのです。空腹時であろうとなかろうと、食べすぎれば脂肪は貯まってしまいます。

食事に関する常識について、もうひとつ説明しておきます。「寝る前に食べると太るから体に悪い」と言いますが、こんなに矛盾を含んだ言葉も珍しいと思います。健康な体であればあるほど、食べれば太るはずです。この文言の反対は、「昼間食べると太らないから体によい」ということになります。食べたのに太らないということであれば、何か問題があるはずです。

たとえば、寝る前に一〇〇〇キロカロリー食べると、血液が充分に消化管に供給されるため、一〇〇〇キロカロリー吸収します。寝る前ではなく、朝起きて一〇〇〇キロカロリー食べて、会社に出掛けます。軽い運動が加わりますので、消化管への血液供給量は八〇％程度に減り、八〇〇キロカロリーほどしか吸収できないということになります。つまり、消化管に障害を与えながら、二〇〇キロカロリーをロスしたことを「昼間食べると太らないから体によい」と言っているわけです。

もし、一〇〇〇キロカロリー吸収したのでは太るというのであれば、寝る前に、八〇〇キロカロリー食べれば胃腸にも障害が起きないし、太ることもありませんので一番よいことになります。このように、肥満ということ、および、肥満による生活習慣病だけを問題にすることにより、ただ太らなければよい、後はどうなっても構わないといった間違った理論が堂々とまかり通っているので、気を付けなければいけません。

まとめ

「体のしくみ」から考える肥満・糖尿病の予防法とは、空腹時の運動により、内臓脂肪細胞に貯えた脂肪をエネルギーとして利用するメカニズムを活性化して、空腹感を減らし、食欲を抑制することによって、肥満・糖尿病の予防・治療をするということになります。

このとき働くもうひとつのメカニズムは、空腹時の運動により、内臓脂肪細胞に貯まった脂肪を分解燃焼させ、内臓脂肪細胞を小さい健康な内臓脂肪細胞に戻し、正常化させることによって、腫瘍壊死因子（ＴＮＦ‐α）などを多量に放出させることのないように、インスリン抵抗性が生じないようにして糖尿病の発症を防ぐということです。

さらに、朝食は摂る必要のないことも説明してきました。朝食は摂らず、昼食は軽めにして、夕食をしっかり摂ってください。

肥満症の予防は、糖尿病の予防につながります。

第5章　高血圧

つぎに、高血圧について、西洋医学の定義・治療法を簡単に説明し、実際に血圧を高圧剤で下げるとどうなるか見ていきます。その後で、「体のしくみ」から考えた予防法の説明をします。

高血圧とはなにか

高血圧は最も多い生活習慣病で、患者の数は約三五〇〇万人、成人男性では二人に一人、女性では六〇歳以上で二人に一人は、高血圧ということになっています。

高血圧は、心臓、腎臓、脳、大動脈などの血管障害を合併する慢性疾患です。

血圧には、心臓が収縮して体中に血液を送り出したときの血圧（収縮期血圧）と、心臓が拡張して血液を心臓に取り込んだときの血圧（拡張期血圧）があります。

外来受診時の収縮期血圧の平均値が、一四〇㎜Hg以上であるか、拡張期血圧の平均値が、九〇㎜Hg以上である場合に、「高血圧」と診断されます。

ちなみに、医師の前で測ると血圧が高くなることを、「白衣高血圧」と言います。いっぽう「仮面高血圧」とは、病院の外来で測る血圧は正常なのに、家庭で測る血圧が意外に高いことを言います。朝の早い時間帯に血圧が高くて以後低下している「早朝高血圧」は、ヘビースモーカーやストレスの多い場合に見受けられます。

さて、高血圧には、本態性高血圧と、二次性高血圧があります。本態性高血圧とは、高血圧の約九〇％を占め、原因が不明とされる高血圧です。本態性という名前がついていること自体でこの病気は、生活習慣に原因のあることがわかります。二次性高血圧は、残りの約一〇％を占め、ある疾患の部分症状として見られる高血圧であり、腎性、内分泌性、神経性、医原性高血圧などがあります。二次性高血圧の場合は、生活習慣の修正だけでは治らなくて、医師による原因疾患の診断と、その疾患に対する治療をして血圧を下げる必要があります。

原因が不明とされる本態性高血圧の症状としては、頭痛、めまい、肩こりなどがあります。しかし、統計的には、これらの症状の頻度は、高血圧の程度とほとんど関係がなく、高血圧の自覚症状には、特徴的なものはありません。したがって、検診などで早期に発見し、治療・管理していくことが大切です。

なぜ血圧は高くなるのか

血圧とは、血液が血管の壁に及ぼす圧力です。したがって、心臓の送り出す血液量が増えると血圧は高くなります。もう一つは、血管が狭くなったり、弾力がなくなったりすると血圧は高くなります。塩分を摂りすぎると体液が増え、体の中を循環している血液量も増加しますので血圧が高くなります。ナトリウムが多くなると血管の収縮が強くなり、これも血圧を高くする原因になります。また増加した体液やナトリウムを腎臓から排泄しようとして、血圧が上ります。さらに腎臓が働きすぎると機能が低下し、血圧が上がるという悪循環に陥ります。

特に目立った自覚症状がないのに、なぜ血圧が高いといけないのかというと、そのまま放っておくと、心臓の血管障害によって、血管が一部つまる狭心症や血管が完全につまる心筋梗塞を起こしたり、脳の血管障害によって、血管がつまる脳梗塞や血管が破れる脳出血を起こしたり、腎臓の血管障害によって、血管が脆くなって潰れる腎硬化症などを起こしたりする危険があるからです。

本態性高血圧の治療の目標は、心臓、脳、腎臓、大血管などの合併症と、死亡率を減らすことです。そのためには、血圧を正常域に低下させるだけでなく、血圧以外の危険因子をも併せて管理する必要があります。

それでは、どんな治療をすればよいのかといえば、高血圧治療の基本も、食事療法と運動療法による生活習慣の是正です。

生活習慣の修正の一番目は、食事療法です。日本人は食塩摂取量が多いので、まず減塩が指導されます。カリウムはナトリウムの排泄を促進しますのでカリウムを多く摂るようにします。

生活習慣の修正の二番目は、体重の減量です。肥満、特に上半身肥満は血圧値と関係が強いのです。高血圧患者には肥満者が多く、適正な体重に近づけるように指導されます。

生活習慣の修正の三番目は、アルコールの制限です。

生活習慣の修正の四番目は、運動療法です。適切な運動は、血圧を下げるだけでなく、肥満防止、糖代謝の改善、脂質代謝の改善、ストレス解消など、その他の動脈硬化危険因子も改善するからです。

高血圧の運動療法のポイントは、運動の強さ、運動の量、運動の種類です。運動の強さに関しては、息切れせず、汗ばむくらい、「きつい」と感じない程度がよいのです。いつも歩くスピードの一・五倍くらいの歩行が基本になります。

運動の量に関しては、一回三〇～六〇分、一週間に三回以上、一週間に合計一八〇分以上が必要です。休日のだけの、長時間の激しい運動では、血圧を下げる効果はあまりありません。

運動の種類については、ウォーキング、サイクリング、ラジオ体操、社交ダンス、膝が痛い場合は水中ウォーキングなどが最も適しています。いきむ動作が入るダンベル・トレーニングや、勝負にこだわりがちなテニスやボウリングは避けましょう。

生活習慣の修正の五番目は、禁煙です。喫煙は虚血性心疾患の主要な危険因子であり、さらに喫煙者では降圧薬の虚血性心疾患の予防効果を減弱させます。したがって、高血圧患者は、禁煙を守るべきです。喫煙は、血圧の他にも、心筋梗塞、ガン、慢性気管支炎、肺気腫、胃・十二指腸潰瘍などの疾患の危険因子になるからです。

生活習慣の修正で血圧が下がらない場合に、薬物療法が実施されます。さまざまな薬がありますが、一剤で効果がなければ、二剤以上の併用で降圧が図られます。降圧剤には、患者の病態に適応される場合と使ってはいけない場合があるので、これらの要因を考えて、個々の患者に適したものが選択されます。

血圧の降圧目標値は若年・中高年では一三〇／八五㎜Hg未満です。高齢者では年齢を考慮して、収縮期血圧一四〇～一六〇㎜Hg以下、拡張期血圧九〇㎜Hg未満が目標にされます。血圧が目標値以下に降下すれば、降圧薬が減量され、種類も減らされます。拡張期血圧を低下させすぎると、冠動脈の血流低下に基づく虚血性心疾患の危険度が高まる可能性があります。これはJカーブ仮説と呼ばれるもので、虚血性疾患を伴う高血圧患者で、拡張期血圧を低下させすぎると、冠動脈の血流低下による虚血性心疾患の危険度が高まることを示唆しています。血圧が下がらない場合も、逆に下がりすぎた場合も虚血性心疾患の危険が高まる様子がJの字に似ているのでJカーブ仮説と呼ばれています。一方、脳血管障害、腎障害にはJカーブ仮説の現象はないらしいと考えられています。

降圧剤による高血圧治療の問題点

高血圧の原因は、「体のしくみに合わない生活」を続けていたためです。具体的には、後で詳しく説明しますが、明らかに運動不足です。高血圧に罹った人に責任があります。したがって医者には治すことができません。ここまで、高血圧は、あなた本人にしか予防することも治療することもできない、と説明してきましたが、それでは医者が降圧剤を投与して血圧を無理に下げるとどうなるのか見ていきましょう。血圧は下がりますが、逆に具合の悪いことが起きてしまいます。

西洋医学でも高血圧治療の基本は、食事療法と運動療法による生活習慣の是正であり、効果が不充分なときにかぎり薬物療法を追加する、と前に述べましたが、しかし実際には、医者は食事療法や運動療法について簡単にしか説明しないし、患者も真剣に改善に取り組みません。塩分の摂りすぎに気を付けなさい、体重をもう少し減らしましょう、アルコールは控えなさい、もう少し運動しなさい、禁煙しなさいと説明されます。後述しますが実は塩分を多少控えても血圧はそれほど下がりません。また、体重の減らし方も正しく説明してくれませんし、禁酒、禁煙はなかなかできません。そのうえ血圧を下げるには正しい運動が「絶対に」必要であり、血圧を下げる方法はそれしかありません、とまでは言わないので、言われた方もほとんど実施しません。一カ月後か、数カ月後に医者に行って血圧を測ると下がっていません。それではということで、降圧剤が処方されます。これが高血圧の治療の現状です。

しかし、結果である高い血圧を降圧剤で無理に下げても、一時的に血圧が下がっているだけです。降圧剤を飲むのをやめれば血圧が上がってしまいます。一生降圧剤を飲み続けなければなりません。つまり、いくら降圧剤を飲んでも、高血圧は治らないということです。長期間に渡って同じ作用をもつ薬を処方しているということは、その間、医者は病気を治せていないということを証明しているのです。

降圧剤を使って血圧を下げも高血圧は治りませんが、治らないだけでなくかえって体の状態を悪くします。それでは、医者が降圧剤を使って治療をし、高血圧患者の高い血圧を正常値といわれる値に下げるとどうなるか見ていきましょう。

おどろくべき疫学研究・臨床研究の結果

「NIPPON研究」いう疫学調査を見てみましょう。この疫学調査は、ある時点の血圧値と一四年後の健康状態との関係を調べたものです。一九八〇年に国民栄養調査を受けた一万四〇〇〇人のうち、実際に調査できた約一万人を対象にして、一四年間、追跡調査したものです。一九八〇年の時点で、降圧剤使用の有無も聞いているので、降圧剤を使用しているか否かで、対象を分けて解析することができます。この調査では、死亡率だけでなく、人の助けを借りずに身の回りのことができる自立者の割合をきちんと調べています。死亡した人は、「自立していない」方に分類されています。

質の高い生活を送るために必要である自立率から見ていきましょう。降圧剤を使用していない人たちの測定時の収縮期血圧別の一四年後の自立率を見てみると、収縮期血圧が一三九㎜Hgまでは自立率は約七二％とほとんど変わりませんが、一四〇㎜Hgを超えると自立率は下がってきます。一四〇～一五九㎜Hgで六七％、一六〇～一七九㎜Hgで約六〇％、一八〇㎜Hg以上で約五二％という具合です。血圧が高くなればなるほど、自立率がどんどん下がるという結果です。この結果を見ると、やはり血圧は下げなければいけないことがわかります。低くしなければ、と考えるのは当然のことです。しかし、問題なのはどういう方法で血圧を下げるかということです。皆さんは、あまり深く考えず医者のところに行き、先ほど説明した経過をたどって降圧剤を飲むことになります。

それでは降圧剤を飲んで血圧を下げた人の一四年後の自立率を見てみます。降圧剤服用者は、収縮期血圧がどの数値であっても、降圧剤を服用しなかった人よりも、一四年後の自立率が低くなっています。たとえば、一四〇～一五九㎜Hgの人同士で比較すると、降圧剤服用者の自立率は約五三％と、非服用者の約六三％より低い割合になっています。

同じ血圧の値、たとえば、一四〇～一五九㎜Hg の人同士で降圧剤服用者と非服用者を比較するのは正しくないかもしれません。降圧剤服用者は、降圧剤を服用して血圧が少しは下がっているはずですから、非服用者の一つ上の血圧値一六〇～一七九㎜Hgの人と比較する方が理論的だと思います。するとどうでしょうか。血圧が一四〇～一五九㎜Hgの降圧剤服用者の自立率は約五三％で、一六〇～一七九㎜Hgの非服用者の約六〇％より低いのです。また血圧が一二〇～一三九㎜Hgの降圧剤服用者の自立率は約六〇％で、血圧が一四〇～一五九㎜Hgの非服用者の約六七％より低いのです。

もっと単純に見てみると、現在の基準では重症高血圧とされる一八〇㎜Hg以上で降圧剤を飲んでいない人の自立率（約五三％）でさえ、降圧剤を飲んで収縮期血圧が一二〇～一七九㎜Hgに抑えていた人の自立率（約四九～五六％）とほとんど変わりません。

降圧剤を飲んで収縮期血圧を下げると、飲んでいない人に比べて、自立率がかえって下がるということです。

次に、測定時の拡張期血圧別の、一四年後の自立率を見てみます。降圧剤を飲んでいない人たちの拡張期血圧が七〇～一〇九㎜Hgまでの場合、自立率は約七〇％でほとんど変わりません。つまり、拡張期血圧が一〇九㎜Hgまでは、一四年後の自立率にまったく影響がないと言うことを示しています。一一〇㎜Hgを超えるとさすがに、自立率は約五七％と低下します。

一方、降圧剤服用者はどうかというと、降圧剤を服用していた人たちの自立率は約一六～約五四％の範囲で、非服用者にくらべて自立率が低くなっていて、非服用者の一一〇㎜Hg以上の人の自立率よりも低いのです。拡張期血圧が一一〇㎜Hg以上というのは、今の基準では、重症高血圧に分類されますが、その重症高血圧の人でさえ、降圧剤を服用していなかった人の方が、降圧剤を服用して八〇～九〇㎜Hgに下がった人よりも、自立率は高いのです。

降圧剤服用者の中で一番自立率が高かったのは、降圧剤を服用していても、拡張期血圧を一〇〇〜一〇九㎜Hg程度に緩やかに下げている人たちで、自立率は約五四％でした。しかし、注目すべきはその人たちの自立率ですら、降圧剤を使用しないで一一〇㎜Hg以上の人たちの自立率約五七％よりも低いのです。

血圧が高くなると自立率は低下しますが、だからといって降圧剤を飲んで血圧を下げても自立率はまったく改善しないどころかかえって悪くなってしまいます。

次に、測定時の血圧別の死亡率について見てみましょう。

死亡率を見るために、もう一つの「茨城県調査」のデータを検討してみます。「茨城県調査」では、一九九三年の健康診断の対象になった四〇歳から七九歳の人たち約一〇万人を、五年二カ月間、追跡調査したものです。五年二カ月間での死亡者総数は約三％、二九三七人（男性一七一〇人、女性一二二七人）でした。三％という数字は、厚生省の「人口動態統計」のデータから計算すると平均的な数字といえるでしょう。死因となった病気の内訳は、ガンが圧倒的に多く一三〇五人、死亡全体の四四・四％に対して、心筋梗塞は二四二人、八・二％、脳卒中は三八四人、一三・一％でした。

ここで、当時の高血圧の基準について説明しておきます。一四〇／九〇㎜Hg未満は正常値、一六〇／九五㎜Hg以上が高血圧と診断され、降圧剤を服用するという旧基準でした。

収縮期血圧が一四〇〜一六〇㎜Hgの人は高血圧の危険のある境界型とされていました。

血圧別の相対死亡率を見てみます。相対死亡率とは、基準になる値の死亡率に対して、比較しようとしている血圧値の人の死亡率の比のことです。ここでは、一四〇／九〇㎜Hg未満、つまり正常血圧の人の死亡率に対する相対死亡率を示します。

すると、境界型の相対死亡率は約一・〇五、降圧剤を服用していない高血圧の人の相対死亡率は、約一・二五です。自立率と同じように、血圧が高くなると相対死亡率も高くなります。やはり、血圧は下げなければなりません。

だからといって、降圧剤を使って血圧を下げると、自立率と同様に、相対死亡率も悪くなってしまう結果が「茨城県調査」で明らかにされています。「茨城県調査」では、降圧剤なしと降圧剤服用者の血圧別に見た相対死亡率を調査しています。

当時の基準に従い、一六〇／九五㎜Hg以上のため高血圧と診断された人たちの中で、一部の人たちは、降圧剤を服用して、一六〇／九五㎜Hg未満にコントロールされています。ところが、その他の人たちは高血圧と診断される値であっても降圧剤を飲んでいません。この高血圧と診断される血圧なのですが降圧剤を飲んでいない人たちの死亡率を一とすると、高血圧と診断され降圧剤を飲んでいる人たちの相対死亡率は一・〇七と高くなっています。つまり、降圧剤を飲んで確かに血圧は下がりましたが、死亡率はかえって増加したことになります。

さらに興味深いことには、「茨城県調査」では、ガン死亡の危険は正常血圧の人よりもむしろ、高血圧の人の方が低いという結果が出ています。そして、血圧を下げるために降圧剤を使用した場合、ガンによる死亡は増加したのです。

降圧剤を服用していない場合、正常血圧の人のガン死亡率を一とした場合、一六〇／九五㎜Hg以上の人は、相対ガン死亡率が〇・九と低い傾向が見られます。これに対して、降圧剤を飲んで血圧が一六〇／九五㎜Hg未満にコントロールされていた人の相対ガン死亡率は一・一四でした。そして、最もガンによる死亡が少なかった「高血圧だが降圧剤を服用していない人」と比較すると、降圧剤服用者は、ガンによる死亡の危険度が一・三倍も大きいという結果になりました。言い換えれば、高血圧の血圧を降圧剤で下げたために、ガンによる死亡が一・三倍になったということです。降圧剤で血圧を下げるとガンに罹りやすくなるということについては、ガンの章で詳しく説明します。

まとめると、血圧が高くなると死亡率は高くなりますが、だからといって降圧剤を飲んで血圧を下げても死亡率は逆に高くなってしまいます。ガン死亡率は高血圧の人の方が低いくらいで、その人が降圧剤を飲んで血圧を下げると、ガン死亡率が一・三倍になってしまうのです。

次に「HOT研究」を見ていきます。「HOT研究」は二〇〇〇年の国際ガイドライン基準値の設定根拠となった研究です。この研究は、スウェーデンの製薬剤メーカー、アストラ社が中心となり、その他数社の製薬企業が共同出資し、世界二六カ国、約一万九〇〇〇人の高血圧患者を、平均三・八年間、追跡調査したもので、これまでの高血圧の臨床研究の中では最も大規模なものとされています。

この研究では、拡張期血圧が一〇〇～一一五㎜Hg、平均で一〇五㎜Hgであった患者を、九〇、八五、八〇㎜Hgの三段階の降圧目標に分けて、降圧剤の投与をおこない、心筋梗塞、脳梗塞などの循環器合併症に罹る率や、死亡率がどうなるかを追跡調査しました。この研究では、拡張期血圧九〇㎜Hg以下、八五㎜Hg以下、八〇㎜Hg以下と降圧剤で低くコントロールした群の心筋梗塞になった人の割合は、一年間一万人当たり三六人、三〇人、二六人と確かに少なかったのです。このことが、二〇〇〇年のガイドライン基準値が低く設定された、ほとんど唯一の根拠となっています。しかし、実はその差は僅かで、統計学的に有意と言えるかどうか微妙でした。

しかも、この研究をよく見ると、拡張期血圧として八〇㎜Hg以下を目標にすることの方が、九〇㎜Hg以下を目標とするよりもよいと言える可能性があるのは、さまざまな病気の中で心筋梗塞だけだったのです。確かに、血圧をより低く下げることで心筋梗塞になる割合は、一万人当たり一〇人減りました。

しかし、注意してほしいのは、「心筋梗塞になる」だけであって、「心筋梗塞で死亡する」人数ではないという点です。心筋梗塞を含めた重い心臓病や脳卒中に罹る割合には、まったく差がなかったのです。

心筋梗塞は防げても、他の病気で死んだのではまったく意味がありません。血圧コントロールの究極の目標は、死亡率の低下にあるべきです。その何より大事な治療目的である死亡率全体を見てみると、八〇㎜Hg以下、八五㎜Hg以下、九〇㎜Hg以下の順に、一年間一万人当たり、八八人、八二人、七九人と死亡率が下がっています。八〇㎜Hg以下よりはむしろ、九〇㎜Hg以下を目標として緩やかに血圧を下げた群で、最も死亡率が低かったのです。死亡率の違いは、いわゆる統計学的な有意差があるといえるものではありません。しかし、死亡率の違いについては、もっと素直に、常識的に見てみる必要があります。九〇㎜Hg以下を目標にした方が実際に死亡する人は少なかったというのは重要です。

しかも、七九人に対して八八人ということは、血圧を下げすぎると、一万人当たりで九人も多くなります。心筋梗塞になる人が一万人当たり一〇人減っても、死ぬ人が九人増えたのです。統計学で言えば、「死亡が増えた」という考えは七〇％の確率で正しいことになります。

さらに、このデータには、血圧を下げれば下げるほど（降圧剤の作用を強くすればするほど）、総死亡率が上がってくるという用量相関性があります。用量相関性とは、薬の投与量に比例して特定の作用が発現されることを言います。生物学では、用量相関性があるということは、そのデータの信頼性が高くなります。

最近、「根拠に基づく医療」（ＥＢＭ）といって、臨床データを提示して治療方法を決定するということが重要視されています。しかし、先ほどの、心筋梗塞に罹る割合のデータだけを提示して、データに有意差がないということで、総死亡率を提示しないというやり方は、ＥＢＭということを旗頭にして、自分の都合のよいように操作しているように感じられます。

ＥＢＭというなら、次の二つの選択肢を提示して診療をうける人に選択させるべきだと考えます。

①一万人のうち七〇％の確率で死亡が九人増える可能性があるけれど、九五％の確率で心筋梗塞に罹る人が一〇人減らせるので、拡張期血圧を八〇㎜Hg以下に下げる。

②一万人のうち九五％の確率で心筋梗塞に罹る人が一〇人増えるが、七〇％の確率で死亡が九人減る可能性があるので、九〇㎜Hg以下に下げる。

私なら②を選択したいと思いますが、皆さんなら、どちらを選択しますか。

「ＨＯＴ研究」の臨床研究の結果から、高血圧治療の拡張期血圧の降圧目標値が、九〇㎜Hgから八五㎜Hgへ引き下げられました。これが医学界の現状です。

高血圧は医者には治療できない病気だと説明してきましたが、実際に降圧剤を使って血圧を下げた場合の効果について検証してみました。医者は降圧剤を使って血圧という検査数値を正常といわれる値に近づけることはできますが、高血圧治療の本来の目的である総死亡率の改善や自立率の改善などはすることができないことがわかります。これでは何のための医療なのかよく理解できません。高血圧になってしまったら「体のしくみに合った生活」に戻して、血圧を下げなければいけません。もっと大切なことは、事前に「体のしくみに合った生活」を始めて高血圧を予防することです。

「体のしくみ」から考える高血圧の予防

血圧が高いと、死亡率が高くなり、自立率が悪くなるので、それらを改善する方法を考えなければなりません。そこで「体のしくみ」から考えた血圧を下げる方法を説明します。まず減塩の効果について考えてみましょう。

高血圧の予防・治療については、「減塩、減塩」と言われています。

塩分摂取量と血圧の関係については、一九五〇年代日本に来たこともある米国のダール博士のダール理論というものがあります。ダール博士は、アラスカのイヌイットやマーシャル諸島の住民、アメリカ合衆国のブルックヘブンの住民、広島の住民のそれぞれの塩分摂取量を調査し、高血圧の発症頻度とくらべています。その結果、イヌイットでは塩分摂取量が一～一〇gで平均四g、高血圧の発症率は〇％、マーシャル諸島の住民は、一・五～一三gで平均七g、六・九％、ブルックヘブンの住民は、四～二四gで平均一〇g、八・六％です。日本の広島の住民は、四～二九gで平均一四g、二一％です。さらに、ダール博士は、千葉大学のグループが調査した秋田の住民の結果、つまり塩分摂取量が五～五五gで平均二六g、高血圧の発症率は三九％ということを考慮に入れて、塩分摂取量が増加すると高血圧の発症頻度が増加するという理論を作り上げています。このため「塩分＝高血圧の元凶」と結論づけられたのです。

たしかに当時の状況で二六gの食塩を一四gに減塩すれば、高血圧の発症頻度は低下しました。しかし、二〇〇〇年の日本人の塩分摂取量は一二・三gです。これを一〇g以下、あるいは、八g以下に減らしても、高血圧の減少にそれほど効果があるかは疑わしいのです。逆に、食塩の摂取量が一〇g以下の場合には、塩分を多く摂っている人の方が、死亡率が低いとの報告もあります。

また、平均一二・三gしか塩分を摂取していない二〇〇〇年の日本人では、高血圧の発症率は三〇％で、一日一四gの食塩を摂取していた一九五〇年代の広島の人の二一％という発症率よりも高いのです。さらに、一九七五年から二〇〇〇年までの、日本人一日当たりの食塩摂取量の変化を調べてみると塩分摂取量は減少していますが、高血圧は増加の一途をたどっています。

高血圧に対しては、減塩の効果はそれほど期待できません。塩分以外の高血圧のより大きな原因を捜して、その対策を考える方が効果的であると考えます。

それでは、「体のしくみ」を考えた上での高血圧の予防法を考えていきましょう。高血圧になると、動脈硬化症、心筋梗塞、脳卒中を起こしやすくなるので、高血圧の予防・治療をすることはこれらの病気の予防・治療につながります。

人が本来持っている機能でも、使わなければ衰えてきます。これを「廃用症候群」と言います。運動不足が続いていると、循環器系に障害が起こり、高血圧になってしまいます。

まず、運動の血液循環に対する効果について、考えてみましょう。血液循環の中心になるのは心臓ですから、一般には、心臓だけで血液循環がおこなわれているように錯覚しがちです。血液は心臓の左心室から体全体に送り出されますが、体の中で四〇％を占めている筋肉に、大量の血液が押し込まれています。血液を受け入れているのは毛細血管ですが、体全体の毛細血管の総断面積は、大動脈の総断面積のおよそ八〇〇倍ですので、上腕部の動脈の血圧が一四〇㎜Hgであっても、毛細血管では血圧はほとんど〇㎜Hgに近いことになり、静脈を介して血液を右心房に戻すことは容易ではありません。

ところが、筋肉が弛緩して軟らかくなると血液を受け入れ、収縮して硬くなるとその血液を静脈の側に押し出して、心臓と同じようにポンプとして働きます。心臓の重量は四〇

○g程度ですが、体全体の筋重量は体重五〇kgの人では二〇kgもあり、心臓の五〇倍ということになるので、大きな筋肉を動かすことは、血液循環を支える大きな力になるのです。

肺もまた、筋肉と同じように、ポンプとして働きます。息を吐いたとき、胸郭内圧が低下し、力の弱い右心室から血液を吸い上げて、肺の毛細血管は血液で満たされます。息を吸い込むと、胸郭内圧の上昇と、毛細血管の引き延ばしの圧によって、その血液を左心房に向かって押し出します。

このように見てくると、血液循環は心臓だけに依存しているのではなく、適当な筋活動と、それに伴う呼吸の増大によって、うまくバランスが取れるようにできているものなのです。

軽い運動をしていると、筋肉や肺が血液循環に協力してくれますので、血液がスムーズに流れます。ところが、慢性的な運動不足が続いていると、血液循環を心臓だけに負担させて非効率になり、しかたなく、心臓がより多くの血液を循環させようと努力するため、血圧が上がってしまうのです。

血液循環を良好に保つためには、運動が必要なことがわかりました。しかし、すでに血圧が高い人がジョギングをしても、問題ないのか心配になります。この点に関しては、軽い運動であれば、大丈夫であることを確認した論文があります。また、定期的にジョギングを続けていれば、血液循環が改善され、普段の血圧も本当に下がってくるのか気になりますが、この点に関しても、下がってくることが報告されています。これらの論文は、元労働科学研究所の所長であった小山内博先生のグループの論文です。

まず、ジョギング中の心拍数と血圧の関係ですが、心拍数の平均が、一分間に一四〇拍程度の水準で走った男性二名と女性二名の血圧の推移を調べてみると、収縮期血圧は、走り始めから二〇分後、走行前の一六〇㎜Hgからほんの少し上昇していますが、次第に低下して、後半では走行前の一六〇㎜Hgを大きく下回って、平均で一一〇㎜Hg程度まで下がっています。

一方、拡張期血圧は、走り始めて二〇分をすぎる頃から、走行前の九〇㎜Hgに対して六〇㎜Hg程度にまで低下し、その後も低下を続け、二〇㎜Hg前後で推移します。このように、心拍数が一分間に一四〇拍以下であれば、走行中に血圧が上がることはありませんし、むしろ下がってきます。

これに対して、ジョギング中の心拍数が、一分間に一六〇〜一七〇拍で走った男性二名と女性一名の血圧の推移を調べてみると、収縮期血圧は、走り始めてから二〇分後に、平均二〇〇㎜Hgと走行前の一七七㎜Hgに比べて有意に上昇し、その後、やや低下するものの、走行前と同程度の高い水準で推移します。拡張期血圧は、走行前の一〇二㎜Hgに対して、平均で一五〜四〇㎜Hg程度の低下に止まっています。

これらの試験から、ジョギング中に血圧を上昇させないジョギング強度に関しては、一つの目安として、心拍数が一分間に一四〇拍を超えないようにすることが大切です。しかし、一分間一四〇拍以下でも、本人がきついと感じるのであれば、さらにスピードを落とすか、しっかり歩くウォーキングに切り替える必要があります。

では一回に何分走れば、また、一週間に何分走れば、血液循環が改善され、普段の血圧も下がってくるのでしょうか。これも三カ月間ジョギングを続けてもらって、検証しています。

一回の運動時間と、三カ月後の普段の血圧との関係ですが、ここでは、血圧の低下量を平均血圧の低下量で表します。平均血圧とは、拡張期血圧に脈圧の一／三を加えたものです。脈圧とは、収縮期血圧の値から拡張期血圧の値を引いたものです。つまり、収縮期血圧が二〇㎜Hg下がり、拡張期血圧も二〇㎜Hg下がると、平均血圧は二〇㎜Hg下がることになります。

トレーニング期間を三カ月として、一回の運動時間はどのくらいで充分であるか調べてみると、女性の場合は、一五〜二〇分を超える時間から、ジョギング時間が長くなればなるほど、平均血圧低下量は直線的に大きくなる傾向が認められます。たとえば、二〇分で一五㎜Hg、三〇分で二二㎜Hgといった具合です。二〇〜三〇分できるだけゆっくりジョギングすれば、普段の血圧も下がってきます。

男性の場合は、三〇分前後のジョギングをおこなった場合でも、平均血圧の低下量の少ない二例が認められ、一回の運動時間と平均血圧低下量の間に一定の関係は認められません。この二例をのぞけば、おおむね一五〜二〇分を超える時間から、ジョギング時間が長くなればなるほど、平均血圧低下量は大きくなる傾向が認められます。たとえば、二〇分で一三㎜Hg、三〇分で一六㎜Hgといった具合です。血圧低下量が充分でない二例では、トレーニング回数が週一回程度であったことと、一分間当たりの心拍数が一六〇拍に近い運動強度の強いものであったことが血圧低下に抑制的に作用したかもしれません。男性の場合も、二〇〜三〇分できるだけゆっくりジョギングすれば、普段の血圧も下がってきます。

次に、一週間当たりのジョギング時間と、平均血圧低下量との関係を調べてみると、男女とも、極めて類似した結果を示し、一週間当たり、五〇〜六〇分を超える時間から、平均血圧低下量は、直線的に大きくなる傾向が認められます。たとえば、五〇分で一二㎜Hg、一二〇分で一五㎜Hgといった具合です。

しかし、この時間に満たないジョギング時間でも、男性で五〜一二㎜Hg程度、女性で五〜一七㎜Hg程度の低下を示しています。むろん、血圧が下がらない人たちもいますが、少ない時間でもできるだけゆっくり走るりジョギングをすることは、血圧を下げるために効果のある場合があることを示しています。

以上の結果から、小山内先生のグループは、心拍数が一分間に一四〇拍以下のジョギング、つまり、できるだけゆっくり走るジョギングなら、走っているときも血圧は高くならないこと、一回のジョギング時間は二〇分以上が望ましいこと、一週間のジョギング時間は一時間以上が望ましいという結論を出しています。

そして、五二二名の女性に、三カ月間、日常生活の中に二〇〜三〇分間のできるだけゆっくり走るジョギングを取り入れてもらい検証してみました。収縮期血圧（高い方の血圧）は、一一〇㎜Hgより高い者は低くなる方向に、低い者は高くなる方向に変化し、一一〇㎜Hgの値に近づいてきます。いっぽう拡張期血圧（低い方の血圧）は、七〇㎜Hgより高い者は、低くなる方向に、低い者は高くなる方向に変化し、七〇㎜Hgの値に近づいてきます。

収縮期血圧が一一〇㎜Hg、拡張期血圧が七〇㎜Hgという血圧は、男女ともに、一番病気に罹らない血圧です。つまり、理想的な血圧に近づいてくるわけです。

このとき、たとえば、心拍数が一分間に一六〇拍を越えるような運動強度で実施すると、血圧を下げる効果はあまりない、という結果になってしまいます。

できるだけゆっくり走ることが重要です。

血圧がすでに高い場合には、ゆっくり歩くことから始め、慣れてきたらしっかり歩くようにした方がよいと考えます。いくらゆっくりしたジョギングとはいえ、血圧の高い人がいきなり走り始めることは危険を伴いかねません。しっかり歩いても問題がないことを確認したうえで、一回六〇分、週に二、三回しっかり歩けば、血圧は下がってきます。

なぜゆっくり走る程度の運動強度が、血圧を下げるのに効果的であるのか理解するために、ヒトの運動能力について考えてみます。ヒトは野生動物の中で足が速いほうではないという事実は、ヒトは全速力で追いかけて動物を捕らえたわけではないことを物語っています。また、動物の中でとりたてて力が強いわけでもありません。つまり全力で取っ組み合いをして動物を捕らえたわけではないのです。つまり、ヒトは最大運動によって食物を得ていたわけではありません。

まだ槍や弓矢のような武器を持たなかった時代の原始人は、多分ハイエナのような生活であったと思われます。肉食獣の食べ残した肉や、ヒョウのような動物が隠した肉を探し出して食べたり、骨を砕いて中にある骨髄を食べたり、また、果実を集め、植物の根を掘り出して食べていたと考えられます。アフリカの原住民のなかには、今でもヒョウが隠した肉を探し出して食べたり、骨を砕いて骨髄を食べている人たちがいます。

その後、槍や弓矢のような武器を開発してからは、物陰に隠れて動物をゆっくり追いかけたものと考えられます。いずれにしても、無酸素運動のような激しい運動によって食物を手に入れていたのでなく、有酸素運動、それもかなり緩やかな運動によって食物を手に入れていたと考えられます。

無酸素運動のような最大運動能力が必要になるのは、肉食獣に追い掛けられたときのような、危険回避のときであったと考えられます。危険回避の場合の運動は、普段の運動とまったく違うメカニズムが働きます。よく「火事場の馬鹿力」といって女性が箪笥を持ち出したとか、高齢の男性が山で熊に出くわして投げ飛ばしたとかいう話がありますが、このような危険回避の場合には、神経細胞から筋肉のすべての筋細胞に収縮しろとの命令が発せられてすべての筋細胞が収縮するので、とんでもない力が出るのです。しかし、このような筋収縮を続けていると筋肉がすぐ壊れてしまうので、普段はこのようなことは起きないように調節されています。したがって、プロの運動選手やトップアスリートは、危険回避のときに発揮できる運動能力が普段の状況でも発揮できるように練習しているのです。このような練習をしていなくても、本当に命がけの場合には、「火事場の馬鹿力」は発揮されるのです。ただし、後で詳しく説明しますが、最大運動能力を鍛えることは、生活習慣病の予防にはつながらず、かえって悪い影響をおよぼしかねません。

我々現代人の「体のしくみ」は原始人と同じですので、生活習慣病の予防に最適な運動強度とは、原始人が生活のために使っていた運動強度、人が数百万年続けていた生活で、食物を手に入れるために使っていた運動強度ということになります。つまり、かなり緩やかな運動強度ということです。具体的にはしっかり歩くウォーキング、あるいは、できるだけゆっくり走るジョギングということになります。

健康な人とは、どのような人なのでしょうか。皆さんのイメージでは、不健康な人とは、まったく運動しないで家でゴロゴロしている人というイメージだと思います。その反対に、たくさん運動をしている人というと、プロの運動選手やトップアスリートを思い出すでしょう。そして、健康な人とは、運動をまったくしない不健康な人と、運動選手、トップアスリートの中間に位置すると、お考えになるかもしれません。

しかし、このように考えてしまうと毎日の運動がどんどん強度の強いものに変わってしまい、体を痛めることにつながる可能性が出てきます。健康な人というのは、まったく運動をしない人とトップアスリートの中間に位置するのではなく、全然別なところにあると考える方がよいと思います。一時間くらいのしっかり歩くウォーキング、あるいは、二〇分から三〇分間のできるだけゆっくり走るジョギング、この程度の強度の運動をする人が、健康な人である、と結論づけることができます。できれば、週三回をお勧めします。

血圧を下げるために、最適な運動強度としては、時間がつくれるなら、しっかり歩くウォーキングが一番よいと考えます。時間がつくれないなら、できるだけゆっくり走るジョギングがよいと考えます。

最適な運動強度に関して、個人差もあると思います。これから高血圧予防のために運動してみようという場合、まず血圧を測定しておき、運動を開始し一週間後、一カ月後、三カ月後に血圧を測定し、下がっていれば、運動強度は最適です。そのまま、継続してください。

下がっていなければ、自覚的運動強度がきついと感じている人は、軽めに、自覚的運動強度が軽いと感じている人は、少し強めに、調節すればよいと思います。

なお、血圧が低い人の場合は、血圧は高くなってきます。空腹時、血圧が理想値に近づいてくる程度の運動強度の、つまり、しっかり歩くウォーキングを、一日六〇分、週三回実施すれば、高血圧、および、生活習慣病の予防につながります。

オリンピックでメダルを目指す、トップアスリートを目指す、あるいは、プロの運動選手を目指す。それはそれで、りっぱな目的だと思います。この場合は、練習の運動強度を最大にする必要があると思います。若い人の精神的・身体的鍛錬ということも、大切なことだと考えます。この場合も、練習のためには、最大に近い運動強度が必要だと考えます。ストレス解消のためであれば、その人が必要と考える最小限度の運動強度がよいと思います。レクリエーションであれば、その人が一番楽しめる運動強度がよいと思います。

しかし、運動の目的が血圧を正常にする、生活習慣病を予防するということであれば、運動強度は、むしろできるだけゆっくり走る程度に止めておく必要があります。スポーツの目的にあった運動強度を、正しく選択してください。

第6章

ガン

ガンとはなにか

まず始めにガンと腫瘍という言葉の医学的な意味について簡単に説明しておきます。

腫瘍というのは、ヒトや動物に発生し、過剰な増殖をする新生細胞群のことです。新生細胞は、遺伝子レベルで変異を生じたことにより発生した異常な細胞で、原則として元に戻ることはありません。腫瘍は最初は顕微鏡レベルで塊を形成し、進行するにしたがって肉眼でも認められる塊へと増大し、最後に臨床的にも発見しうる塊となります。臨床レベルで見つかる腫瘍は、腫瘍細胞発生からの長い過程においてはむしろ末期のものです。腫瘍は塊をつくるのが原則ですが白血病のように血液中で増殖したり、臓器に広く浸潤して腫瘍塊を形成しないこともあります。腫瘍は良性腫瘍と悪性腫瘍とに分けられます。悪性腫瘍は上皮性悪性腫瘍と非上皮性悪性腫瘍に分けられ、前者をガン（またはガン腫）、後者を肉腫と言います。良性腫瘍は一定の大きさになると成長が止まり、大部分のものは浸潤性の増殖はしないし転移もきたしません。したがって、手術により完全に切除することが可能であり、完全に切除されれば再発はしません。悪性腫瘍は放置すれば宿主が生きている限り増大し、ほとんど例外なく浸潤性増殖を示します。放置すれば転移をきたすものが大部分です。早期のうちに手術などの治療をおこなわないと完全治癒となる率が減少します。早期に発見し治療をおこなうと完全治癒の確率が高くなります。

このように、医学的には、ガンという言葉は悪性腫瘍の中の上皮性悪性腫瘍を指すものですが、ここでは一般的に使われているようにすべての悪性腫瘍のことを表現しています。

「体のしくみ」からガン予防を考える

「運動することによってガンの予防の可能性があるのか？」という命題に対する、答えは、

「イエス」です。このことを説明していきます。

ガン細胞と正常細胞は、どのようにエネルギーをつくり出しているのか説明します。

ガン細胞のエネルギー代謝については、ノーベル賞受賞者であるワールブルグが研究しています。ガン細胞は、必要なエネルギーの五〇％を、酸素を必要としない嫌気的代謝によってつくっています。

これに対して、正常細胞は、必要なエネルギーの九九％を好気的代謝によって、つまり、酸素に頼ってつくっており、嫌気的代謝では一％しかつくれません。この実験結果を受けて、ワールブルグは、ある組織が酸素不足になると細胞が生き延びるために、酸素を必要としない嫌気的代謝を獲得してガン化すると結論しています。その例として亜砒酸によるガン化を上げています。酸素不足が発ガンを誘導するというワールブルグの理論自体は現在では通用しません。しかし、この仕事は一九六〇年代、当時まだミトコンドリアというエネルギーを生産する細胞小器官の名前さえ命名されていない時代に発表されたものであり、またガン遺伝子もウイルスによるガン発症のこともわかっていない時代のものです。この時代にワールブルグが酸素不足がガンの原因であるとしたことは、むしろ素晴らしい業績だったと思います。

このようにガン細胞は、正常細胞にくらべて、圧倒的に酸素不足に強いのは確かです。ある組織や臓器への、血液供給量が減少し、酸素不足が続くと、正常細胞は九九％酸素に頼っていますので、エネルギーをつくり出すことができなくなり弱ってきます。ガン細胞の方はエネルギー生産を酸素には五〇％しか頼っていませんので、正常細胞ほど障害を受けません。

ガン細胞は、どのようにしてガン組織（臨床ガン）を形成するのか、考えてみます。ここでは発ガン物質やウイルスによって一個の細胞がガン化し、そのガン細胞が増殖し、ガン組織を形成しようとする力と、免疫系をはじめとするさまざまな正常細胞が、このガン細胞を攻撃し殺そうとする力の、どちらが強いかが問題になってきます。ガン細胞が早期ガンとして発見可能な大きさ（一〇億個）になるまでに平均一九年かかります。この時間、正常細胞とガン細胞はせめぎ合いをしていることになります。

この一個のガン細胞が、ガン組織を形成しようと二個の細胞に分裂し、さらにその数を増やそうとしているとき、酸素が充分に供給されていれば、正常細胞がエネルギーを充分につくり出すことができ、ガン細胞とのせめぎ合いに勝つことができる可能性が出てきます。このような体の状態を保っていれば、ガン組織の発症を抑えることができるかもしれません。ガン細胞が三二個ぐらいのとき、ガン細胞を排除する能力があると言われているＮＫ細胞がガン細胞のそばに来てこれを排除するというようなことが起こる可能性は低いと思います。ヒトの体の細胞は六〇兆個もあるので、六〇兆分の三二を捜すということはまず不可能と考えるほうが正しいと思います。この段階で、ガン細胞とせめぎ合いをしているのは隣の正常細胞です。この正常細胞がガン細胞がガン組織を形成するかどうかの鍵を握っているのです。

いま正常細胞とガン細胞がせめぎ合いをしているところに、酸素を充分に供給するには、高血圧の予防法の章で説明したように、空腹時の定期的な軽い運動によって血液循環をスムーズにする練習を繰り返し、血液循環をいつも良好に保っておくことです。このような体になっていれば、正常細胞とガン細胞がせめぎ合いをしているところに酸素を充分に供給することができます。酸素を充分に供給して正常細胞を元気にしてやることで、ガン組織の形成を防ぐことができる可能性が高くなるはずです。

それでは、定期的に軽い運動をしていれば、本当に、ガン組織の発症を予防することができるのでしょうか。小山内博先生のグループは、マウスで実験をおこない、運動することにより、ある程度ガン組織の発生を抑えることができることを証明しました。

ＩＣＲという種類のオスのマウスを、一ケージに一匹という条件で飼育していると、一八カ月後に、六〇％のマウスが肝臓ガンになります。このとき、ケージの中に輪回し装置を設置してやるとマウスが運動するようになります。ちなみに、あの小さなマウスが輪回し装置が設置されていると一日に数㎞も走ります。単純に体の大きさでヒトと比べると大変な距離になります。そして、輪回しのできるケージに入れたマウスの肝臓ガン発症率は、二三％に低下することが明らかになりました。また、この輪回し装置は、回転数が記録できるようになっていて、輪回し運動量の少ないマウスから順々に肝臓ガンになることも明らかになっています。

さらに、同じ実験を、発ガン物質であるベンジジンを飼料に少量混入しておこなうと、輪回し運動ができないケージのマウスは六カ月後に、八〇～一〇〇％肝臓ガンになるのに対し、輪回し運動のできるケージのマウスの肝臓ガン発症率は、五〇～六〇％です。実際には、輪回し運動をすると飼料の摂取量は一五％ほど多くなり、発ガン物質であるベンジジンの摂取量も一五％ほど多くなるので、その差はもっと大きいものと考えることができます。

この実験は、輪回し装置を設置すると運動ができるので、活動量が多くなり血液循環がよくなることが、肝臓ガンの発症率に反映されたものと考えられます。

さらに、いつ運動しているとガンの予防に効果があるのかも調べています。一定期間発ガン物質を投与して、まったく輪回しをさせなかった場合の肝臓ガン発症率は八二%、発ガン物質投与期間中だけ輪回しをさせた場合は七二%、投与が終わってから輪回しをさせた場合は五八%、投与中も投与終了後も全期間にわたって輪回しをさせた場合は五〇%です。実際に発ガン物質によってガン細胞が一個できて、それがガン組織に成長する時期に、つまり、発ガン物質投与終了後に、輪回し運動をしていることが、ガンの抑制に効果があるものと考えられます。

この実験結果は、次のような可能性を示しています。

①発ガン物質による一個の細胞のガン化は、防ぐことはできないにしても、次の段階であるガン組織の形成に関しては、マウスが輪回し運動のような身体活動をしていると、肝臓への血液循環が改善され酸素が充分に供給されるので、正常細胞が元気に保たれ、ガン細胞とのせめぎ合いに打ち勝ってガン組織の形成を抑えている。

②輪回し装置が入っていない場合、ガン細胞が一つできたときに、運動不足で血液循環が

悪い状態が続いていると、ガン細胞の周囲にある正常細胞が酸素不足で充分なエネルギーをつくり出すことができず、元気がなくなってガン細胞とのせめぎ合いに負けてしまい、ガン細胞が増殖を始め、ついには、ガン組織を形成してしまう。

なぜ「運動することによってガンの予防の可能性があるのか？」という命題に対する答えが、「イエス」なのか、おわかり頂けたかと思います。

なぜ食後に激しい運動をしてはいけないか――胃ガンの危険

空腹時に定期的に軽い運動をしていれば、ガンの発症を予防できる可能性があると、説明しましたが、それとは反対に、食後すぐに激しい運動をすると、胃ガンになることがあります。

奈良県民の胃ガンに関する研究がその例です。一九六〇年から六五年にかけて、奈良県の男性の胃ガン死亡率は人口一〇万人当たり八八～九七人で、全国平均の五七～五九人より、かなり高かったのです。女性の胃ガン死亡率は、四四～四五人で全国平均の三四～三五人に比べて、やや高い値を示していますが、男性ほどではありません。男性の胃ガン死亡率の高い原因として、木こりの問題が考えられます。

当時の奈良県の木こりは、のこぎりによって木を切るのでエネルギー消費が多く、それを補う食事をどうするかという問題がありました。この問題を解決するために、奈良地方では大量の米を茶粥にして食べる習慣がありました。木こりは毎日四〇杯から一二〇杯もの茶粥を食べ、のこぎりを使って重労働をするので、胃には大量の食物があるのに、消化に必要なだけの血液が供給されないという状態が続きました。毎日のように、このような状態を繰り返すことにより、次第に胃の障害が積み重なり、ついには胃腸病や胃ガンにつながったものと考えられます。

一九六五年をピークに、奈良県の男性の胃ガンは急激に減少しています。これは、ちょうど一九六〇年から一九六五年にかけて、伐木作業にチェーンソーが導入され普及したことが原因と考えらます。一九六五年には、奈良県の男性のガン死亡率は全国第一位だったのですが、チェーンソーの使用によって、一九八〇年には一五位まで下がったのです。それまでののこぎりに取って代わりチェーンソーが使用され、伐木作業の負担は著しく軽減されたのです。このため、大量の茶粥を食べても、胃に充分な血液が供給され、胃ガンが急激に減少したものと考えられます。

チェーンソーの導入による労働の軽減が、胃ガンを減少させたと解明されるまでは、胃ガンの原因として、熱い物をたくさん食べるから胃ガンになるのでは、お茶が胃ガンの原因なのではと、取沙汰されたものです。

食後すぐに激しい運動をすると、胃ガンになる可能性が高くなる理由は、運動時の血液配分を考えてみると理解できます。

それでは、安静時と運動時の血液配分について説明します。白人の例ですが、安静時、一分間に五八〇〇mlの血液が心臓から流れ出し、内臓には一四〇〇mlが供給されています。軽い運動をすると、一分間の拍出量は九五〇〇mlと約二倍になりますが、筋肉への供給量が増加するため、内臓への供給量は一一〇〇mlと減少します。激しい運動をすると、一分間の拍出量は一万七五〇〇mlと三倍になりますが、内臓への供給量は六〇〇mlと半分以下になります。最大運動をすると、一分間の拍出量は二万五五〇〇mlと四倍強になりますが、筋肉へ二万二〇〇〇mlの血液が流れるため、内臓への供給量は三〇〇mlとさらに少なくなります。

このように、運動強度が強くなればなるほど、内臓への血液供給量は少なくなります。

皆さんの小学生のときに、給食の後、体育の授業でグラウンドで走らされて横腹が痛くなった経験があると思います。何か食べた後に、激しい運動をしてお腹が痛くなるのも、胃の中に食べた物があり、それを消化するために必要な血液が、筋肉に取られてしまうので胃が悲鳴を上げているのです。食後すぐに運動すると、胃への血液供給量が少なくなって、胃が傷害を受け、そのような状態が続いていると、胃ガンになってしまうのです。

これは、食べたら休む必要があることを示しています。

なお、脳への血液供給量は、安静時から最大運動時まで、七五〇mlと変化しません。脳は体の代謝の監視や周囲の状況の判断とそれに対応するための行動の支配と、どんなときでも同様に対応しなければならないので、いつも同じ量の血液が供給されているのです。

胃の上皮に何らかの原因で、ガン細胞が一つできたとします。奈良県の木こりのように、腹一杯茶粥を食べ、のこぎりで木を切るというような重労働をしていると、消化のために必要な血液が胃の上皮へ充分に供給されず、酸素不足になり、正常細胞が弱り、ガン細胞が正常細胞に打ち勝って、ガン組織を形成してしまいます。しかし、チェーンソーが普及し、木を切る作業が軽減されると、胃の上皮へ充分な血液が、そして酸素が供給されますので、正常細胞はガン細胞に打ち勝つことができるのです。

マウスの実験と奈良県の木こりの調査結果は、一見矛盾しているように思われます。マウスの場合は、運動することにより肝臓ガンが減少しているのに、木こりの場合は、重労働することにより胃ガンが増加しました。しかし、ガン細胞の周囲にある正常細胞に酸素を供給するという視点から考えてみると矛盾がなくなります。マウスの場合は、運動することにより血液循環がよくなり肝臓に充分な血液と酸素が供給され肝臓ガンが減り、木こりの場合は、茶粥を大量に食べて後の重労働から解放されることにより、胃の細胞に充分な血液と酸素が供給されるために胃ガンが減ったということです。

第5章でも説明しましたが、「茨城県調査」では、ガン死亡の危険は、正常血圧の人よりもむしろ、高血圧の人の方が低いという結果が出ています。そして、血圧を下げるために降圧剤を使用した場合、ガンになる危険は増加したのです。降圧剤を服用していない場合、正常血圧の人のガン死亡率を一とした場合、高血圧の人は、相対ガン死亡率が〇・九と低い傾向が見られます。それに対して、高血圧の人が降圧剤を服用して血圧が一六〇／九五㎜Hg未満にコントロールされると、正常血圧の人を一として比較すると、相対ガン死亡率は一・一四になります。そして、最もガンの死亡が少なかった「高血圧だが降圧剤を服用していない人」と比較すると、降圧剤でコントロールしている場合は、ガンによる死亡の危険度が一・三倍も大きいという結果になります。言い換えれば、高い血圧を降圧剤で下げたために、ガンによる死亡が一・三倍になったということです。

この調査結果は、高血圧の人の高い血圧を降圧剤で下げたために、必要な量の血液が配分されず、ガン細胞が生じた隣の正常細胞が酸素不足になり弱ったため、ガン細胞がガン組織を形成した可能性を示しています。

定期的に軽い運動をすることによるガンの予防は、あくまでマウスの実験結果であり、ヒトにも同じことが起きるのか、証明されたわけではありません。しかし、このことは、歳を重ねて身体活動が不充分になるにしたがって、ガンの発症が多くなるといったことに、対応しているのかもしれません。

また、一九八〇年には一六万人だったガンの年間死亡者数が、二〇〇五年には三二万人と倍増している一つの原因として、この二五年間に生活習慣が変化し、運動不足が加速されたことが考えられ、このこととも対応しているのかもしれません。この二五年間にいろいろなことが変化しました。発ガン物質がふえたのではないかと思われていますが、公害問題が最もひどかったり、隅田川の上を総武線で通過する際に臭いがしたりしたのもそれ以前の問題であったと思います。電車の駅にもエスカレーターはありませんでした。農家に二台目の自家用車の配備が完了したのも、一九八〇年代です。やはりこの二五年間の生活習慣で最も大きく変化したのは、運動量だと思われます。皆さんが一九七〇年代の運動量に戻せば、ガンによる死亡が半減できる可能性があるのです。

ガンの予防のために発ガン物質を摂らないようにしようと試みて、食品表示を調べてもよくわかりません。発ガン遺伝子やガン抑制遺伝子の遺伝子治療についても個人レベルではなにもすることもできません。ガンの予防のために、皆さんができることの中では、空腹時に、定期的に運動することによって、血液循環を良好に保って、ガン細胞が一つできた時、それがガン組織を形成しないようにすることが、一番効果的であると思います。絶対にガンにならないとは言えませんが、運動をしていない人よりはガンになりにくいと思います。

第7章

脂質異常症

脂質異常症とはなにか

二〇〇七年四月、日本動脈硬化学会は、「高脂血症」という病名を「脂質異常症」に変更しました。脂質異常症とは、血液中のコレステロール、中性脂肪のいずれか、または両者が増加する状態のことを言います。

コレステロールとは、脂質の一つで、もともと体の中にある成分です。細胞膜の構成成分で、膜を補強しています。また、ステロイドホルモンの原料になり、脂肪の消化吸収に必要な胆汁酸の原料にもなります。体の恒常性を保つためになくてはならない成分です。

コレステロールが高くなる理由は、食べすぎ、特に脂肪の摂りすぎです。体内のコレステロールの八五％は、肝臓でつくられています。カロリーを摂りすぎるとコレステロールがたくさんつくられます。食物由来のコレステロールは、一五％程度と考えられていますが、コレステロールをたくさん含む食物の摂りすぎによって、血液中のコレステロールは高くなります。

日本人の総コレステロール値は、一九八〇年頃から高くなり始めて、女性ではアメリカ人の女性と同じ値になっています。この原因は、穀類の摂取量が減少し、牛乳や乳製品、肉類の摂取量が増加するなど食事内容が欧米化したためと考えられています。

食事内容の変化が、脂肪の占める割合を増加させ、このことが肝臓でのコレステロールの生産量を増加させていると考えられています。特に、女性では、更年期以降の総コレステロール値が高くなりやすくなるので、注意してください。

血液中では中性脂肪やコレステロールは、リポ蛋白質の形で存在しており、これらは密度の差によって、カイロミクロン、ＶＬＤＬ（超低比重リポ蛋白質）、ＩＤＬ（中間比重リポ蛋白質）、ＬＤＬ（低比重リポ蛋白質）、ＨＤＬ（高比重リポ蛋白質）に分けられています。これらのリポ蛋白質は、コレステロール、中性脂肪、リン脂質の含量や構成アポ蛋白質が異なっていて、粒子サイズ、電気泳動に差が見られます。

これらのリポ蛋白質の中で、病気に関係するものについて説明しておきます。ＬＤＬは、肝臓で合成されたコレステロールを全身に供給し、血管にもコレステロールを供給し動脈硬化を促進しますので、ＬＤＬに含まれるコレステロールは低い方がよく「悪玉コレステロール」とも言われます。

ＨＤＬは、全身からコレステロールを回収し、血管からもコレステロールを回収し動脈硬化を予防しますので、ＨＤＬに含まれるコレステロールは高い方がよく、「善玉コレステロール」とも言われます。

中性脂肪とは、体の脂肪組織に貯蔵され、体のエネルギー源として使われる脂肪です。貯蔵される部位によって、皮下脂肪と、内臓脂肪に区別されます。生活習慣病の原因になるのは、内臓脂肪の方です。内臓脂肪が多すぎると、さまざまな疾患の原因になります。中性脂肪が高くなる理由は、食べすぎ、飲みすぎ、運動不足です。脂肪の摂取が多くなくても、カロリー摂取が多すぎると中性脂肪が貯まってしまいます。

脂質異常症の診断は、血液中総コレステロール、ＬＤＬ、ＨＤＬ、および、中性脂肪をセットで測定して決定します。脂質異常症と診断される基準値は、総コレステロール値が二二〇mg／dl以上、ＬＤＬ値が一四〇mg／dl以上、ＨＤＬ値が四〇mg／dl未満、中性脂肪が一五〇mg／dl以上の場合です。ＨＤＬ値だけは高いほうがよいため、二〇〇七年四月、日本動脈硬化学会は病名を「高脂血症」から「脂質異常症」に変更しました。

総コレステロール値で判断すると、二二〇mg／dl以上で「高コレステロール血症」と診断される日本人は二四三〇万人、五人に一人ということになります。総コレステロール値の適正域は二〇〇mg／dl未満、ＬＤＬ値の適正域は一二〇mg／dl未満で、総コレステロール値が二二〇mg／dl以上、ＬＤＬ値が一四〇mg／dl以上の場合は、高コレステロール血症と診断されます。境界域は、治療を段階的に進めていく場合、食事療法など生活習慣の是正の効果を見る緩衝帯の意味があります。

高コレステロール血症が問題にされるのは、コレステロールが高くても特別な自覚症状はありませんが、そのまま放っておくと、動脈硬化が進み、心臓の血管が完全につまる心筋梗塞や、一部がつまる狭心症、脳の血管がつまる脳梗塞の危険が高まるからです。

血液中のコレステロールが増加して血管内皮に付着を始めると、傷ついた血管内皮細胞の間から単球と呼ばれる白血球が侵入を始めます。単球はマクロファージとなり、内膜の中で、変性したＬＤＬを取り込み大きくなります。マクロファージが変性ＬＤＬを貯め込み、プラークがどんどん成長していきます。血管内腔が狭くなってきて、血液の流れが悪くなります。さらに、プラークが大きくなり、プラークを覆う皮膜が破裂します。血管が壊れますので、血小板が集まってかさぶたのような血液凝固が起こり、血栓をつくります。血栓ができると、血液が流れなくなります。

心臓の冠動脈の動脈硬化によって、血管の内腔が狭まって血流が悪くなり、その先の部分が血液不足で酸素不足の状態が続くと、狭心症を起こします。心臓の冠動脈の動脈硬化によって血栓ができ血管がつまり、血流が途絶えるとその先の部分が壊死します。これが心筋梗塞です。

脳の動脈の動脈硬化によって血栓ができ血管がつまり、血流が途絶えるとその先の部分が壊死します。これが脳梗塞です。

このように、動脈硬化が進むと、狭心症、心筋梗塞、脳梗塞などを引き起こす可能性が高くなりますので予防しなければなりません。動脈硬化を促進する危険因子は、高コレステロール血症だけでなく、年齢、高血圧、糖尿病、喫煙習慣、冠動脈疾患の家族歴、低HDLコレステロール血症、および肥満が危険因子です。家族における冠動脈疾患の病歴は、その人が動脈硬化になりやすいかどうかの遺伝的な背景を調べるものです。一つずつチェックしてみましょう。

危険因子の数が多くなれば、合併症としての血管障害の危険度は高まります。コレステロール値を二五mgごとに区切って調べてみると、総コレステロール値が三三五mg／dl以上でも糖尿病、高血圧、喫煙および左心室肥大がなければ、狭心症や心筋梗塞の発症頻度は八年間一〇〇〇人当たり三・九人であるのに対して、四つの危険因子があれば、六〇・二人と、約一五倍も高くなります。

逆に、コレステロールが一八五mg／dl未満でも四つ危険因子があれば、心筋梗塞や狭心症の発症頻度は八年一〇〇〇人当たり約一七人になります。

このデータをよく見ると、総コレステロールが高いということよりも、糖尿病、高血圧、喫煙、左心室肥大といった危険因子のほうが、狭心症や心筋梗塞の大きな原因のように思われます。

コレステロール値が高いというだけでなく、総合的な体の状態を考えていかないと、血管合併症の予防はできないということです。

同じ総コレステロール値でも、危険因子が多ければ血管合併症の危険度も高くなるので、総コレステロール値は下げなくてはなりません。狭心症や心筋梗塞の既往のない場合で、危険因子が〇の場合は、総コレステロール値が二四〇mg／dl未満、一つか二つの場合は、二二〇mg／dl未満、三つから四つ以上の場合は、二〇〇mg／dl未満を目標にし、狭心症や心筋梗塞の既往のある場合は、一八〇mg／dl未満に下げるように、日本動脈硬化学会はガイドラインを出しています。

ではなぜ中性脂肪が高いといけないのかというと、中性脂肪自体が独立した動脈硬化の危険因子であり、また血清中性脂肪が高くなっている体の状態は、高血圧、高血糖、肥満、および、低ＨＤＬコレステロール血症を起こしやすく、血管合併症を引き起こす可能性が高いからです。これは、体全体の状態が悪くなっている可能性が大きいことを示唆しているので、気を付けることが必要です。

脂質異常症の診断では次に、脂質異常症のタイプを決めますが、ここでは細かくなるので省略します。

それから脂質異常症が続発性か、原発性か、家族性かが検討されます。種々の疾患や条件下で見られる脂質異常症を、続発性脂質異常症、あるいは二次性脂質異常症と言います。続発性脂質異常症は、脂質異常症の四〇％を占めます。

このような基礎疾患がなく発症するものを、原発性脂質異常症と言い、そのなかで家族の病歴が明らかなものを、家族性脂質異常症と呼んでいます。原発性脂質異常症には遺伝子異常の明らかなものもあります。

脂質異常症の予防と治療

脂質異常症治療の基本はまず、食事療法と運動療法による生活習慣の是正です。自己管理が一番大切です。この方法で効果不充分な時に、薬物療法を追加します。

脂質異常症の食事療法のポイントは、カロリーを適正に摂取することです。特に、脂肪の摂りすぎに注意しましょう。次に、高コレステロール血症の人が気をつけないといけない点は、コレステロール摂取量を一日三〇〇㎎以下にすること、および、食物繊維を含む食品をふんだんに食べることです。中性脂肪の高い人が気をつけないといけない点は、アルコールを控えることと、糖分、特に甘いものを控えることです。また、脂肪の摂りすぎに注意してください。さらに、動物性の脂肪、飽和脂肪酸を控えるようにしましょう。脂肪には飽和脂肪酸、一価不飽和脂肪酸、多価不飽和脂肪酸があります。量を減らすことだけでなく摂取の割合も大切で、それぞれ３：４：３の割合が健康的です。気をつけないと、飽和脂肪酸の割合が高くなってしまいます。

コレステロールをたくさん含む食品は控えてください。コレステロールをたくさん含む食品は、卵の黄身、たらこ、すじこ、いくらなどの卵類、レバー、モツ、キモなどの内臓、牛ロース、サーロインなどの肉の脂身などです。

食物繊維を含む食品をふんだんに摂りましょう。食物繊維はコレステロールの吸収を抑えます。食物繊維を含む食品は、ひじき、わかめ、昆布などの海草類、しいたけ、えのきだけ、しめじなどのきのこ類、にんじん、ほうれん草、ブロッコリー、ごぼう、切り干し大根などの野菜類、大豆、豆腐、あずき、そら豆などの豆類です。

基本的には、アルコールは控えるべきです。中性脂肪、血糖のコントロールがよくできている場合に限り、一日当たりの適量は、ビール中瓶一本、ワイングラス一杯、日本酒一合、ウイスキーダブル一杯程度です。

次に、運動療法ですが、適切な運動は脂質代謝を改善するばかりでなく、血圧を下げ、肥満防止、糖代謝の改善、ストレス解消など、その他の動脈硬化危険因子も改善するからです。

運動療法のポイントは、運動の強さ、運動の量、運動の種類です。運動の強さに関しては、息切れせず、汗ばむくらい、「きつい」と感じない程度がよいのです。いつも歩くスピードの一・五倍くらいの歩行が基本になります。運動の量に関しては、一回三〇～六〇分、一週間に三回以上、一週間に合計一八〇分以上が必要です。休日だけの、長時間の激しい運動では、脂質代謝の改善効果はあまり期待できません。

運動の種類については、歩行、サイクリング、ラジオ体操、社交ダンス、膝が痛い場合は水中ウォーキングなどが最も適しています。テニスやボウリングのように勝負にこだわるものや、ダンベル・トレーニングのようにいきむ動作のあるものは避けましょう。歩行が運動療法の基本です。

運動の強さが適切であるかどうかの一つの目安は脈拍数です。運動中の適正な脈拍数は、一三八から年齢の二分の一を引いた値です。たとえば、あなたが六〇歳なら、一三八から年齢の二分の一、つまり三〇を引いた値、一〇八が適切な脈拍数ということになります。

脈拍数を測るには、まず一〇分くらい早歩きや運動をして、すぐに一五秒間脈を測ってみます。脈は手首の内側、親指の根本に三本の指を当てて測ります。一五秒間の脈拍数を四倍し、一〇を足してください。

運動療法の際の注意点は、冠動脈疾患の危険因子を持っている人の中には、無症状の心筋梗塞が含まれている可能性が充分にあるので、運動療法を始めるに際しては、医師によるチェックを受ける必要があります。これには各個人の食生活、余暇を含めた生活歴、既往歴、家族歴、全般的身体チェックに加え、運動負荷心電図を含めた循環器系に重点を置いた検査が不可欠です。医師のチェックの結果、問題がなければ運動を開始します。

食事療法、運動療法といった生活習慣の改善でも効果が不充分な場合に、薬物療法をおこないます。薬物療法に使用される薬物は、コレステロールの合成を抑えて下げるHMG-CoA還元酵素阻害剤（スタチン）、コレステロールが血管に貯まりにくくするプロブコール、中性脂肪が血液中に供給されにくくするフィブラート系の薬、コレステロールの排泄をうながす陰イオン交換樹脂などがあります。患者の症状に合った薬物が選択されて治療がなされます。

脂質異常症の基準値の問題点

脂質異常症の基準値を考察してみましょう。まず、総コレステロール値の問題点について、考えていきます。総コレステロール値に関する問題点は、日本動脈硬化学会が一九八七年に何の科学的根拠もなく二二〇mg／dlという治療開始基準を定めたことにあります。さらに一九九七年には、日本動脈硬化学会が「二二〇mg／dl以上を高コレステロール血症とする」と正式発表しました。

日本に比べて、心筋梗塞で死亡する人が五倍から一〇倍も多い欧米でさえ、高コレステロール血症の診断基準は二四〇mg／dl以上ということになっています。

医学界の他の学会から、この基準値に反対意見が出ています。日本人間ドック学会は二〇〇〇年九月に「日本動脈硬化学会の基準は実質的でない」として、「高脂血症のガイドラインは、疾患別の学会が独自につくるのではなく、多くの学会が力を合わせ、国レベルで作成していくべきではないか」との意見を示し、「女性は二六〇mg／dlまでは、治療は不要」としています。

基準値を二六〇mg／dl、あるいは、二二〇mg／dlにするかで、脂質異常症と診断される人数が大きく変わってきます。この基準値の設定いかんで薬の売上は何倍も違ってきます。本当に、基準値は二二〇mg／dlが正しいものか検証してみましょう。

高血圧の章で説明した「茨城県調査」は、総コレステロール値に関しても調査していま す。この調査では、一九九三年の健康診断の対象になった、四〇歳から七九歳の人たち約一〇万人を、平均五年二カ月間、追跡調査したものです。五年二カ月間での死亡者総数は、約三%、二九三七人でした。

「茨城県調査」では、最も総コレステロール値の少ない区分を「一六〇mg／dl未満」とし、二〇mg単位で区切り、最も高い方は「二四〇mg／dl以上」と一括されています。二四〇mg／dl以上が分析されていないのが残念ですが、この調査からは、非常に多くのことが読み取れます。

死亡全体の傾向を見るために、単純に総コレステロール値別に、総死亡率や死因別の死亡率を比較してみると、総コレステロール値が二四〇mg／dl以上の人が、最も死亡が少なく人口一〇万人当たり四六三人であることがわかります。一六〇mg／dl未満ですと、総死亡率は一〇〇四人となり、総コレステロール値が低いほど、総死亡率が高くなっています。そして中でも、ガンによる死亡の増加が顕著で、二四〇mg／dl以上で一七六人なのに対して一六〇mg／dl未満では四六五人と、二・六倍以上にもなります。総コレステロール値が高くなることで増える病気は心筋梗塞ですが、心筋梗塞で亡くなった人は調査対象者全体の八%程で、死亡率全体には大きな影響を与えていません。死因となった病気の内訳は、ガンが圧倒的多数でした。ガン死亡は総数で一三〇五人、全体の四四・四%もいるのに対して、心筋梗塞は二四二人、全体の八・二％、脳卒中は三八四人、一三・一％でした。

次に「ＮＩＰＰＯＮ研究」です。「ＮＩＰＰＯＮ研究」も高血圧の章で説明しましたが、一九八〇年の厚生省の国民栄養調査の対象になった一万四〇〇〇人のうち、約一万人を対象にし、一四年間、追跡調査した結果です。一四年後の相対死亡率が最も低かったのは、男女とも総コレステロール値が二四〇〜二五九mg／dlの人たちです。それらの人に比較して、総コレステロール値が四〇mg／dl低くなるにしたがって、死亡率は一四％増加していきます。最も低かった死亡率を一とすると総コレステロール値が二六〇mg／dl以上の人の相対死亡率は一・四で、総コレステロール値が一六〇mg／dl未満の人の一・七五より小さいことがわかります。

一九八〇年の総コレステロール値と、一四年後の自立率を検証してみると、全体の平均では、相対死亡率の最も低かった二四〇〜二五九mg／dlの人の自立率が最も高かったのです。一六〇mg／dl未満の五四％に対して、一五％も多い六九％になっています。また、二四〇〜二五九mg／dlの人と二六〇mg／dl以上の人の間には、ほとんど違いが認められません。

この「ＮＩＰＰＯＮ研究」からは、総コレステロール値二四〇〜二五九mg／dlくらいの人が死亡の危険が最も少なく、自立率も高く、最も健康で長生きできる健康体だということがわかります。

大阪府立成人病センター集団検査部が、大阪府八尾市の住民約一万人を検診して、一一年間追跡したデータも重要です。この調査では、総コレステロール値が、二四〇以上二八〇mg／dl未満の人が、最も長生きでした。その値の人と比較して、男性は総コレステロール値が約三〇mg／dl低くなると、ガンで死亡する危険は四〇％大きく、死亡の危険が二〇％大きくなります。これは、社会階層や栄養状態を調整しても、いずれも統計学的に有意だったということです。そして男女合計では、最もガンに罹りにくかったのは、総コレステロール値が二八〇mg／dl以上の人です。

生活習慣や病気の種類が、米国人と日本に住む日本人とのほぼ中間的なパターンになると言われるハワイ在住の日系米国人を長期間追跡した調査があります。この調査でも、総コレステロール値と死亡の関係が分析されています。一九六五年から一九六八年にかけての調査で、当時四五歳から六八歳の日系男性約八〇〇〇人を対象に、総コレステロールのほか、いろいろな検査をおこない、その後、平均一八年間という長期間追跡調査していま す。調査開始時の総コレステロール値の平均は二一八mg／dlです。

これは、当時の同年齢の米国人男性の平均値二三二mg／dlとくらべるとかなり低めです。このデータ解析でも、総コレステロール値が二一〇以上二四〇mg／dl未満の人が最も死亡率が低かったのです。

欧米人の生活習慣に近くなっているハワイの日系米国人のこのデータを見ても、総コレステロール値二二〇mg／dl以上が危険というわけではないことがわかります。なお、総コレステロール値が二七〇mg／dl以上の人は、一八〇mg／dl未満の人と比較して、死亡率はほとんど同じか少し低い程度です。

全員が、八五歳から一〇三歳、平均年齢が八九歳と言う超高齢者ともいうべき人たちを調べたものが、オランダの調査です。調査対象者の中には、総コレステロール値が二五二mg／dl以上の人が二四％、一九三mg／dl以下の人は二八％います。

この中では、なんと総コレステロール値が一番高いグループが最も長生きです。調査対象者の半数が亡くなるまでの期間で比較すると、高い人は四・三年で、低い人は二・五年で、高い人は七〇％も長かったのです。

超高齢者ですから、半数が亡くなる期間も、二・五年とか四・三年とか短いのですが、それでも、寿命がこれだけ違うのですから驚きです。コレステロールという人の体に自然に存在するもののおかげで、これだけ寿命が延長するのです。

コレステロールが高いからといって、すぐにコレステロール低下剤を服用するとかえって危険なことがあるということを知る必要があると思います。超高齢者の死因を見ると、総コレステロール値が高い群は、ガンと感染症が少ないことがわかります。

そして、循環器系疾患による死亡は総コレステロール値が高くても低くても、まったく変わりありません。

脳卒中はやっかいな病気です。一命を取り留めても、半身麻痺など、重い障害が残ります。最近は脳卒中を起こしてから、早期にリハビリを開始しますが、後遺症の重い人には、効率よいリハビリはなかなかできません。少しでも軽くすめば、それだけ効率のよいリハビリで回復も早くなりますし、知的活動が必ずしも衰えるわけではありません。では、総コレステロール値が高い人と低い人では、脳卒中を起こした場合、どちらが重症化するのかという調査を見てみると、実は、総コレステロール値が高い方が脳卒中の後遺症も軽くなるという結果が出ているのです。

この調査は、スイス・ローザンヌ地方でおこなわれた調査です。ローザンヌ脳卒中登録に一九七九年から一九九六年に登録された三六二八人の中から、三二七三人を抽出し、入院二四時間以内に測定された総コレステロール値と、その後の経過の関係を調べています。総コレステロール値が二五一mg／dl以上の人と、二五〇mg／dl以下の人で比較しています。総コレステロール値の高い人の群は、高血圧が六〇％であるのに対して、低い人の群では四三％、糖尿病は高い人の群で二一％であるのに対して、低い人の群では一三％、喫煙の割合は高い人の群で五一％であるのに対して、低い人の群で三八％です。

それにもかかわらず、脳梗塞を起こした時、総コレステロール値が低い人の方が、意識障害や失語症の率などが高く、全般的に重症度が高かったのです。一カ月後の日常生活動作から見た経過判定では、死亡も含めた重症者は、総コレステロール値が高い人の六・三％に対して、低い人は一四・二％です。一方、軽症者は、総コレステロール値が低い人の五八％に比較して、高い人の方が六七％と多いのです。

コレステロール値を薬で下げるとどうなる？

生活習慣病は医者には治すことができないと説明してきましたが、脂質異常症の場合は、疫学調査で総コレステロール値が二四〇〜二六〇mg／dlの一番死亡率が低く、自立率の高い人を「病気」と診断して治療をしているのが現状です。

総コレステロール値が高いといわれる人をコレステロール低下剤で下げても問題はないのでしょうか。このことを検討するのに、ちょうどよい研究があります。二〇〇〇年に発表された「J-LIT（ジェイ・リット）研究」です。この研究は、萬有製薬が企画し、自社商品である「リポバス」（一般名シンバスタチン）を使って、日本全国で六五〇〇人の医師の協力を得て実施されました。調査は、総コレステロール値が日本動脈硬化学会の定めた現在の基準では治療の対象になる二二〇mg／dl以上の人で、平均二七〇mg／dlという、もともとの総コレステロール値が高い人ばかり五万人を対象としておこなわれました。平均値が二七〇mg／dlもある五万人に対し、コレステロール低下剤を使って基準値の二二〇mg／dlよりも下げて、どのようになったかを六年間、追跡調査したものです。

コレステロール低下剤を投与することにより、全員のコレステロール値が下がり、半数以上が二〇〇mg／dl未満まで下がっています。コレステロール低下剤服用後は人によっては総コレステロール値が一〇〇mg／dl以上も低下しています。その結果、総コレステロール値が一二〇～一三九mg／dlという極端に低い値になった人さえいます。「コレステロール低下剤が総コレステロール値を下げる」ということだけに関していえば、薬の効果は確実にあったと言えます。なにしろ、人によっては一〇〇mg／dl以上も下げるのですから、ものすごくよく効く薬と言えます。問題は、総コレステロール値を下げることで本当に病気は防げるのか、そして害はないのか、ということです。

では、六年間の追跡調査の後、相対死亡率はどのように推移したのでしょうか。

相対死亡率は二〇〇～二五九mg／dlまでの人はほとんど同じで、一年間一〇〇〇万人当たり約三人と最も低いことがわかります。それにくらべて一八〇～一九九mg／dlでは相対死亡率は逆に少し高くなり、さらに一六〇～一七九mg／dl、一六〇mg／dl未満と総コレステロール値が下がるごとに、相対死亡率は高くなっています。一六〇mg／dl未満の人の相対死亡率は、最も相対死亡率の低かった二〇〇～二五九mg／dlまでの人の二・七倍です。

このことから、死亡全体で見ると、総コレステロールが少々高い人でも二六〇mg／dlまで下がれば、それよりも下げる必要がまったくないことがわかります。二〇〇～二六〇mg／dlまで相対死亡率はまったく変わりませんが、死亡の原因となる病気は違ってきます。総コレステロールが低いと心筋梗塞よる死亡が減り、ガンによる死亡が増えてきます。総コレステロールが高いとガンによる死亡が減り、心筋梗塞による死亡が増えてきます。もし、ガンで死ぬのは構わないが心筋梗塞で死ぬのは嫌だという人は、総コレステロールを二〇

○mg／dlまで下げるといいでしょう。しかし、多くの人の関心事は総死亡率だと思います。それならば、総コレステロールは二六○mg／dlまで下げればよいことになります。

ただ、「J・LIT研究」の結果では、総コレステロール値が二六○mg／dl以上の人の死亡率も二○○～二五九mg／dlまでの人に比べて約一・九倍です。「J・LIT研究」の結果からは、「総コレステロール値の高い人の相対死亡率は、低い人の相対死亡率とほとんど同じである」という反論も成り立ちそうです。

しかし、「J・LIT研究」は、もともと総コレステロール値が二二○mg／dl以上の人を対象にしたものであり、二四○mg／dl以上の人を三つのグループに分け、コレステロール低下剤を飲んでも二八○mg／dl以上あるという非常に総コレステロール値の高い人の群も設けています。

この研究の群分けで高コレステロールの部類に入るということは、「NIPPON研究」や、「茨城県調査」よりも相当に総コレステロール値の高い人であり、かなり心筋梗塞のリスクの高い人であると考えてよいでしょう。

そこで念のために、「J・LIT研究」のデータについて、「NIPPON研究」や、「茨城県調査」と同様に、二四○mg／dl以上の群をひとまとめにすると、「NIPPON

研究」や、「茨城県調査」のデータと非常によく似てきます。
「ＮＩＰＰＯＮ研究」では、「男女とも総コレステロール値二四〇以上二六〇mg／dl未満の人が死亡の危険が最も低い」という結論でした。「茨城県調査」のデータでも男女とも二四〇mg／dlの人が死亡の危険が最も低い」という結論が出ています。これらの調査結果と、製薬会社主導でおこなわれた「Ｊ-ＬＩＴ研究」の調査結果は、よく似ています。

しかし、問題なのは、総コレステロールをコレステロール低下剤で下げることは、何もしないでもコレステロール値が低い人よりもっと危険と言えそうなことです。「Ｊ-ＬＩＴ研究」が他の調査と異なる点は、「Ｊ-ＬＩＴ研究」では、コレステロール低下剤で下げた場合、一六〇mg／dl未満の人の相対死亡率が、極端に高くなっていることです。「ＮＩＰＰＯＮ研究」や「茨城県調査」では、一番健康なグループと比較して一六〇mg／dl未満の相対死亡率は、一・三からせいぜい一・五に過ぎませんが、「Ｊ-ＬＩＴ研究」では、なんと二・七にもなっています。一八〇mg／dl未満をまとめると、相対死亡率は約二・〇になります。

他の調査と「Ｊ-ＬＩＴ研究」との違いは、コレステロール低下剤を使ったかどうかです。この結果から、総コレステロールをコレステロール低下剤で無理に引き下げると、相対死亡率を急激に高めるのではないかという疑問が出て来ます。

そして、死因の内訳を見ると、コレステロール低下剤で総コレステロール値を一八〇mg／dl未満に引き下げられた人たちは、総コレステロール値が二〇〇〜二一九mg／dlの人と比較して心筋梗塞でさえ六倍以上という多さです。脳卒中ももちろん多く、そしてなによりも驚くのは、ガンによる死亡が、二四〇〜二七九mg／dlの人より、三倍多いことです。総コレステロール値を一八〇mg／dl未満に下げた人は、ガンによる死亡率だけで二二〇〜二三九mg／dlの人の全死亡率を上回るほどです。この研究でも、総コレステロール値二八〇mg／dl以上の人が、最もガンになりにくく、総コレステロール値が最も低い人がガンで死亡しやすかったのです。

「茨城県調査」では、総コレステロール値が高いほど死亡の危険が大きい病気は、実質的には心筋梗塞だけです。ところが「J・LIT研究」のデータでは、その心筋梗塞でさえ、総コレステロール値二〇〇〜二一九mg／dlの人が最も死亡率が低く、脳卒中などその他の循環器の病気は二二〇〜二三九mg／dlの人が最も死亡の危険が少ないのです。この結果を見れば、コレステロール低下剤で総コレステロール値を下げすぎることと、死亡率の増加、ガンの発生と因果関係が非常に強く疑われます。

この章の一番初めに説明しましたが、コレステロールは体の恒常性を保つためになくてはならない成分です。体に必要なコレステロールを薬を使って無理に下げすぎることがいかに意味がないか、また危険であるか、充分におわかりいただけたかと思います。

これまでの数多くなされた疫学研究で、最も健康によいとされる総コレステロール値をまとめてみます。「ＮＩＰＰＯＮ研究」では二四〇～二五九mg／dl、「大阪八尾市の研究」では二四〇～二七九mg／dl、「茨城県調査」では二四〇mg／dl以上、「福井市老健法検査」では、男性二五一mg／dl以上、「Ｊ－ＬＩＴ研究」ではコレステロール低下剤で下げた場合は、二〇〇～二六〇mg／dl、「大阪府守口市基本健康診断」では男性二二〇～二三九mg／dl、女性二四〇～二五九mg／dl、「韓国男性」では二一一～二五一mg／dl、「ＮＩＰＰＯＮ研究」の自立者の割合が一番多いのも二四〇～二六〇mg／dlでした。「ホノルル日系男性」では二一〇～二三九mg／dl、「オランダ超高齢者」では二五二mg／dl以上、「イタリア高齢者」では二四六mg／dl以上が、最も健康的な総コレステロール値ということになります。

日本の脂質異常症の基準値二二〇mg／dlが、いかに低い値であるかわかったと思います。

また脳卒中の後遺症に関しても、「スイス・ローザンヌ研究」では二五一mg／dl以上の方が二五〇mg／dl以下よりも軽く、「イギリス・グラスゴー研究」でも二七〇mg／dl以上が予後が最良であるという結果です。「アメリカ・カイザーパーマネント研究」では全感染症、呼吸器感染症、HIV／エイズはいずれも、総コレステロール値が低いと感染症が多くなると報告しています

アメリカ男性は、総コレステロール値が一八〇〜二〇〇mg／dl程度の人が最も死亡率が低く、それ以上になると死亡率が高くなっています。つまり、欧米、特にアメリカでは総コレステロール値は、高めは長生きというわけにはいかないようです。日本や韓国の調査結果とは異なる現象です。同じ程度の総コレステロール値でも、欧米人は日本人よりも心筋梗塞で死亡する人が圧倒的に多いことが影響しているのでしょう。

一見矛盾しているようですが、食生活を含めた生活習慣や遺伝的背景が違いますから総コレステロール値は同じでも死因が違ってくるのでしょう。アメリカ男性では、総コレステロール値二四〇mg／dl以上の人がたくさん心筋梗塞で亡くなるために、ガンによる死亡率が少々少なくても、心筋梗塞の多さで死亡率全体は高くなっていく、と考えてよいと思います。

日本人の場合は、総コレステロール値が、二四〇〜二六〇mg／dlの人が一番健康といえ

そうです。

脂質異常症の基準値の問題点について、詳しく知りたい方は、浜六郎氏の「コレステロールに薬はいらない！」を参照してください。

脂質異常症にどう対応すればよいか

総コレステロール値が二六〇mg／dlの人がいるとします。医師から、基準値である二二〇mg／dlより高いので、運動量を増やしてください、摂取カロリーを減らし、コレステロールを多く含む食品を控えてください、と指示されます。それを実行したところで、そもそも二六〇mg／dlという値は一番長生きで一四年後の自立率も最も高い値ですので下がってきません。その結果、それではコレステロール低下剤を服用しましょうと、不必要な治療に導入されてしまうのです。

それでは、脂質異常症にはどう対応すればよいのでしょうか。日本人の場合は、総コレステロール値が二四〇mg／dlから二六〇mg／dlの人が一番健康と言えそうです。総コレステロールが二六〇mg／dlで、医者からコレステロール低下剤を飲んで下げましょうと言われても飲まない方がよいのです。

脂質異常症の治療の目的は、動脈硬化を予防し、狭心症や心筋梗塞、脳梗塞に罹らないようにすることです。もし、総コレステロール値が三〇〇mg／dl以上、LDLが二二〇mg／dl以上で心配な場合には、コレステロール低下剤を服用してよいかもしれません。この場合は、総コレステロール値が二六〇mg／dlまで、LDLが一八〇mg／dlまで下がれば、それ以上は下げないように気をつけることが必要です。**総コレステロール値が二六〇mg／dl以下、LDLコレステロール値が一八〇mg／dl以下の場合は、コレステロール低下剤は服用しないほうがよいでしょう。**

また、西洋医学における脂質異常症の定義のところで説明したように、動脈硬化が進み、狭心症、心筋梗塞、脳梗塞などを引き起こす可能性が高くなるのは、高コレステロール血症だけでなく、年齢、高血圧、糖尿病、喫煙習慣、冠動脈疾患の家族の病歴、低HDL血症、および肥満が危険因子です。コレステロール値を二五mgごとに区切って調べてみると、総コレステロール値が三三五mg／dl以上でも糖尿病、高血圧、喫煙、左心室肥大がなければ、狭心症や心筋梗塞の発症頻度は八年間で一〇〇〇人当たり三・九人であるのに対して、四つの危険因子があれば六〇・二人と、約一五倍も高まります。逆に、総コレステロールが一八五㎎／dl未満でも四つの危険因子があれば、狭心症や心筋梗塞の発症頻度は、八年間一〇〇〇人当たり約一七人になります、と説明しています。

このデータをもう少し深く考えてみると、総コレステロール値を三三五㎎／dlから一八五㎎／dlまで下げても狭心症や心筋梗塞の発症頻度は約六〇人から約一七人までしか減りませんが、総コレステロール値は三三五㎎／dlのままでも四つの危険因子を改善すれば約四人にまで減らすことができるということです。また、総コレステロール値だけが高いという人の場合は、狭心症や心筋梗塞の発症率は四人ですので、たとえ三三五㎎／dl以上でもそれほど心配ないということになります。

メタボリックシンドロームが注目を集めるように、総コレステロール値が高いというだけでなく、総合的な体の状態を考えていかないと、血管合併症の予防はできないということです。

最近は総コレステロール値の基準値の問題点の指摘がいろいろな方面から多くなり、医師の方も説明できなくなっています。そこで、総コレステロール値ではなく、ＬＤＬ値に注目する治療方法に変わっています。なぜかと言えば、ＬＤＬ値は総コレステロールと違ってこれまでの疫学調査であまり測定されていません。疫学調査のデータがあまり蓄積されていないのです。総コレステロールの基準値ではなく、ＬＤＬの基準値にすりかえようとしています。皆さんは、ＬＤＬ値を見せられたら、その値に八〇を足してみてください。つまり、ＬＤＬ値が一四〇mg／dlなら二二〇mg／dl、ＬＤＬ値が二〇〇mg／dlなら二八〇mg／dlという値になりますが、これがだいたいあなたの総コレステロール値に近い値になりますので、この値を基に、これまでの説明を参考にして治療するかどうか考えてください。

総コレステロール値やＬＤＬ値は、最も長生きする最も病気に罹らない健康な値が異常値と判定されているので、少しぐらい生活習慣を改善してもなかなか下がらない場合もあります。たとえば、総コレステロール値が二六〇mg／dl、あるいは、ＬＤＬ値が一八〇mg／dlの人が、コレステロールを多く含む食品を控え、食物繊維を多く摂り、運動量を増加させても、これらの値はそもそも異常値ではないので下がってこない可能性が充分にあります。コレステロールの値は気にすることなく、生活習慣をあらためて、高血圧や糖尿病の検査数値の改善に注意を払うほうがよいと考えます。空腹時に軽い運動をして血圧や血糖値を下げれば、総コレステロール値やＬＤＬ値が基準値より高くても、動脈硬化や心筋梗塞、脳梗塞の予防はできるはずです。

Part3

健康な生活に欠かせない肩こり・腰痛対策と、ストレス・アレルギー対策

第8章

肩こりと腰痛を予防する

人が本来持っている機能が使われないために衰えてくることを、「廃用症候群」と言います。運動不足が続いていると、運動器系に障害が起こり、肩こりおよび、腰痛、膝痛、骨粗しょう症が起こってきます。

骨折の際に、ギブスを装着されたときのことを考えてみましょう。骨折が治癒するまでのあいだ、完全に筋肉の収縮と伸展がない状態に固定されることになります。ギブスを外したときには、筋肉はやせ細ってしまっています。関節を曲げようとしても曲げられません。無理に曲げると、激しく痛みます。これは筋肉が萎縮して、収縮する力が失われたためです。また、関節の靭帯の弾力性も失われます。このように、運動器は使わなければそれ自体だめになってしまいます。

一般には、身体活動が不足していても、上肢や下肢はある程度は使っていますので、筋の伸縮は繰り返されています。一方、脊柱に付着している体幹筋の伸縮は極端に不足しがちですから、肩こりと腰痛が目立つことになるのです。運動不足が続いていると、背中にギブスを装着しているのと同じようなことになってしまいます。

体幹筋の極端な運動不足だけでなく、長時間机に向かって仕事をしていると、斜角筋や肩甲筋などの体幹筋が、伸縮もなく一定の緊張を持続して体を支えています。弱い静的な緊張状態が長時間持続することによって、筋肉の血液循環が悪くなりその緊張を支えることができなくなって、緊張したまま次第に硬くなって肩こりや腰痛などの症状を生じてしまうものと考えられます。

したがって、肩こりや腰痛を予防・治療するには筋肉の柔軟性の回復、靭帯の弾力性の回復をはかればよいことになります。そのためには、筋肉と靭帯に栄養と酸素を供給し、元気にしてやることが必要です。

それでは、肩こりや腰痛の治療のために、どうすればよいのか考えていきましょう。筋肉に血液を供給するためには運動が必要です。筋が弛緩して軟らかくなれば筋肉の毛細血管に血液が流入し、収縮して硬くなれば血液は静脈の側に押し出され、適当に伸縮を繰り返すことによってよい血液循環が維持されるしくみになっているのです。筋肉に血液が充分に供給されれば筋肉は柔軟性を回復してきます。

一方、靭帯には腱細胞があり膠原繊維がありますが毛細血管が張り巡らされているわけではありません。靭帯の新陳代謝に必要な栄養と酸素を運んでいるのは、毛細血管からしみ出した体液です。靭帯が新陳代謝を活発にして弾力性を取り戻すためには、たくさんの新しい体液の供給を受けなければなりません。新しい体液は膠原繊維を道筋に供給されます。

靭帯を収縮や伸展させると、この場合には、強い能動的な力が働くので古い体液はすぐ出て行きます。そして、靭帯が収縮や伸展から元の状態に戻ったときに新しい体液が供給されますが、このときには、強い能動的な力が働きませんので時間がかかります。靭帯の悪い状態を治すためには新しい体液を充分に供給してやることが必要ですので、靭帯が収縮や伸展から元の状態に戻ったときにそのままの状態で時間を取ることが必要になります。スクワットのように伸縮を短時間に繰り返していると新しい体液が靭帯に供給されますが、靭帯に酸素と栄養を供給し炭酸ガスと老廃物を受け取る前に新しい体液が出て行ってしまいます。したがって、靭帯を健全な状態にする効果が小さくなってしまいます。

逆に、靭帯を伸展させた状態に保っていても新しい体液が供給されませんので、靭帯は回復しません。一時期首輪のようなもので首を固定し足に重りをつけて、腰の部分の靭帯を伸展させるという治療法がありました。弾力性のなくなった靭帯を一定時間無理やり引き伸ばすので、治療が終わった直後には腰痛は消えます。しかし、時間が経つと靭帯はもとの長さに戻ってしまい、また腰痛が生じてきます。腰の部分の靭帯を引っ張っただけでは、新しい体液の供給がまったくありませんので、靭帯の弾力性が回復しないのです。最近では効果がないのでこのような治療法はほとんど用いられていません。靭帯の弾力性の回復には、新しい体液の供給が必要です。

筋肉と靭帯に血液や体液を充分に供給するには、どうしたらよいでしょうか。それを可能にするのが、これから紹介する小山内式肩こり・腰痛予防法です。

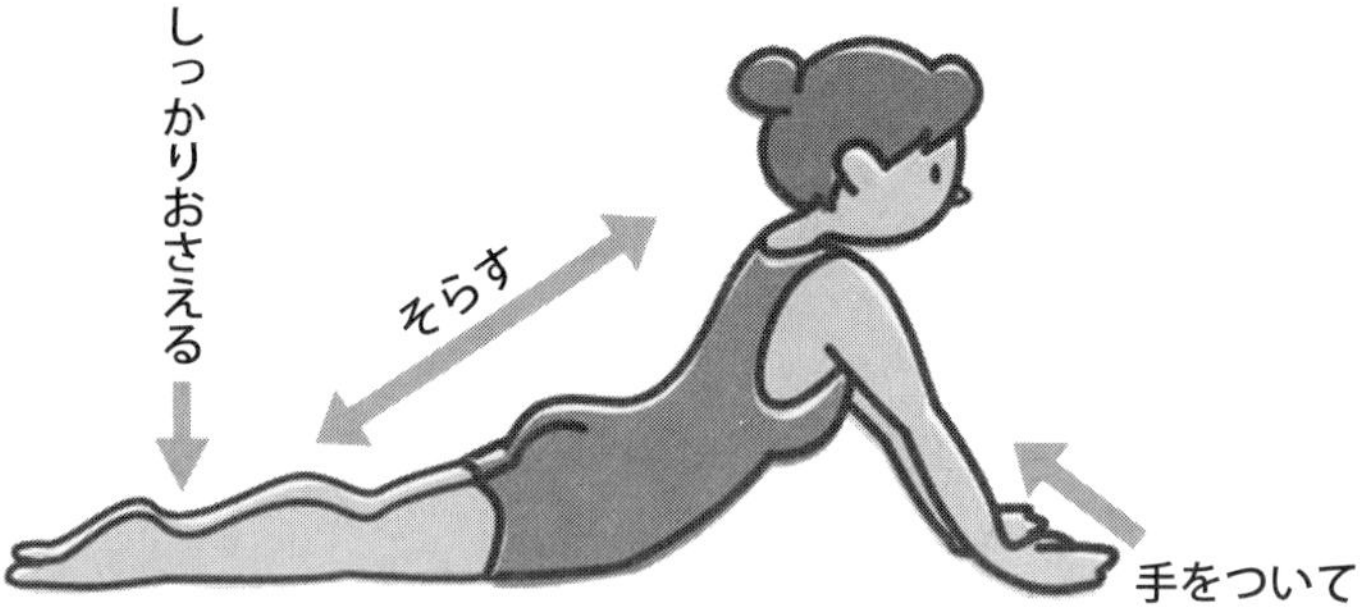

小山内式肩こり腰痛予防・治療法

●準備体操

小山内博先生が考案した「小山内式肩こり腰痛予防・治療法」では、まず、背筋や脊椎骨間の靭帯の収縮運動から始めます。最初は、うつ伏せになり下肢を足首のところでしっかり押さえてもらい、初めは手を前について軽く体そらしをしてすぐうつ伏せの状態に戻ります。うつ伏せの状態で、全身の力を完全に抜いて二回深呼吸をしてください。筋肉に血液が、靭帯に体液が充分供給されるように、時間を取ってください。この準備体操は五回から一〇回おこなってください。

●体そらしの運動

上肢を伸ばしたまま手の平を上に向けて体に密着させ、

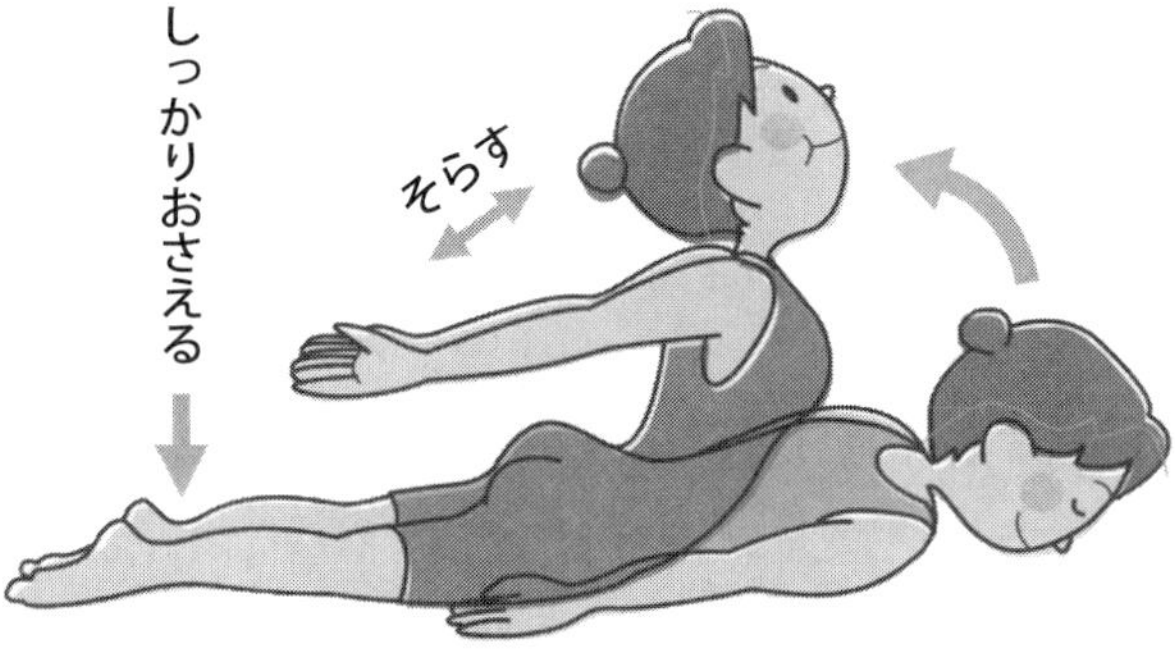

後方に振り上げると同時に天井を見るようなつもりで、思いきり体そらしを繰り返します。このとき、息を吐いたときに反動を付けて起き上がり、すぐに元のうつ伏せの状態に戻ります。ここで、完全に脱力して深呼吸を二回します。二度目の息を吐いたときにまた起き上がるようにします。うつ伏せの状態で二回深呼吸をするのは、筋肉に血液が、靭帯に体液が充分に供給される時間を取るためです。充分に血液や体液が供給された後に起き上がります。このとき、血液と体液はすぐに流れ出て行きますからすぐにうつ伏せの状態に戻ってよいことになります。起きあがった状態で頑張っていると疲れてしまい、回数を増やすことができなくなってしまいます。また、うつ伏せになるときに顔を左右いずれかに向ける場合には、右に向けるのを二五回、左に向けるのを二五回というようにしましょう。

この運動は日常一番不足している運動ですので、普通の

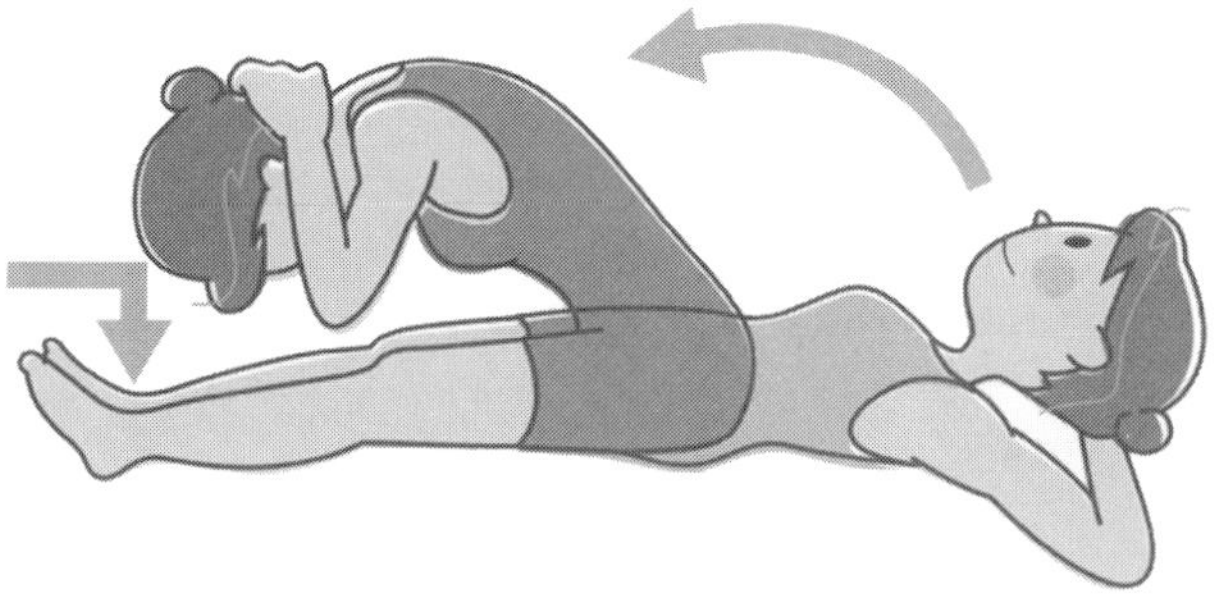

人で五〇回程度、筋力の強い運動選手では八〇回から一〇〇回実施するとよいでしょう。

●背伸ばしの運動

体そらしの運動が終わった後におこなう運動です。

仰向けに寝て下肢を足首のところでしっかり押さえてもらい、手を深く組んでうなじにあてがい、完全に脱力し息を吐き出したときに肘を前方に突き出すようにして首筋を伸ばしその勢いで一気に起き上り、膝がしらに額をぶつけるようなつもりで前屈して背伸ばしをします。これも、思い切りの背伸ばしは瞬間でよく、すぐに元の姿勢に戻り充分に脱力して二回深呼吸をして息を吐いたときにまた背伸ばしをします。この運動の目的は、背筋と靭帯を充分に伸展させることですので、もし起き上がれない場合には背中に布団などをあてがって少し起き上がった状態から背伸ばし運動を開始しても構いません。少し慣れてきたら、水平の状態から起き上がるようにしてください。

このとき、膝を曲げないで真っすぐ伸ばして起き上がるようにしましょう。このことにより、下肢の骨に歪みが生じ骨の末端部に新しい体液が供給されて骨粗鬆症の予防にもつながります。

この運動は三〇回程度実施しましょう。

一般には、腹筋の運動は膝を屈曲した状態で実施するのが正しいやり方で、膝を伸ばしたまま実施するとそのために腰痛が発生する、と言われています。しかし、体そらしを五〇回くらい実施した直後、つまり背筋や靭帯を充分に収縮させた直後では、膝を伸ばしたまま腹筋の運動をしても過去三〇年以上にわたって問題が起きたことはありません。

「小山内式肩こり腰痛予防・治療法」を実施すると、逆に痛みが強くなることがあります。しかし、この痛みは機能性の悪くなった体幹筋や靭帯の修復のために血流量が増加したための痛みですので、我慢できる痛みであればこの体操を続けてください。むしろ、少しくらい痛くなり始めたら、肩こりや腰痛が治り始めているんだと思って続けてください。

いつもよりきつい運動、たとえば、急に山登りをした次の日やその次の日に筋肉が痛くなるのも、傷んだ筋肉を修復するために血流量が増加したための痛みです。このときに、湿布などをして痛いところを冷やすと血流量が下がるので痛みは治まりますが、栄養と酸素の供給量も減りますので傷んだ筋肉の修復も遅れてしまいます。

ただし、耐えられないほどの痛みや、鋭い痛みが出た場合には、この体操を中止してください。

膝の靭帯の運動

膝の関節の靭帯も、深く曲げることで前側の関節のつなぎが伸展して使い古しの体液が押し出され、膝を伸ばして緩めたときに栄養と酸素を含んだ新しい体液が戻ってきます。息を吐いたときにしっかり膝屈伸をし、立ち上がって膝を緩めた時に二回深呼吸をして新しい体液がよく入るようにしてやります。

もし、立ってできないのであれば、机や椅子の背に体重を預けて屈伸する、あるいは、立ったままで片方ずつ膝を持ち上げて膝を屈伸させることから始めてもよいでしょう。このときも膝を曲げるのは瞬間でよく、膝が伸びている状態で二回深呼吸してください。

すでに膝に痛みがある場合、普通は痛いときには安静にしていて痛みが取れたらリハビリをしますが、安静にして膝の関節を動かさないでいると靭帯に栄養と酸素を含んだ新しい体液が供給されず、なかなか治りませんので、多少の痛みは我慢して運動を開始して、栄養補給を続けながら治るのを待つのが近道です。

第9章

ストレスとアレルギーに負けないために

ヒトを含めた生物の「体のしくみ」は、何らかの肉体的、あるいは、精神的な刺激を受けると体に変化を生じます。すると、その刺激を受ける前の定常状態に戻ろうと、いろいろな生体反応を起こします。学問的な使い方では、ある生体反応を引き起こす刺激のことをストレッサーと言い、生体内に起こっている歪みと、恒常性を保とうとするために、歪みを元に戻そうとする生体反応をストレス反応と言います。したがって、ストレス自体は、生体にとって、悪いものではありません。

一般的な言葉の使い方では、ストレスの原因になるストレッサーのことも、体内で起こっている歪みや、その修復のための生体反応を含めてストレスと表現しています。ここでは、一般的に使われているように、「ストレス」という言葉を使います。

　ストレスとアレルギーの治癒反応の類似点について簡単に説明しておきます。ストレスとアレルギーの治癒反応とは、まったく異なる反応と考えていると思いますが、実はこの反応は同じなのです。

　二つの反応について、考えてみましょう。ここでは、アレルギーの例として、スギ花粉症を考えてみます。ストレッサーは、ストレスの場合は人間関係のトラブル、スギ花粉症の場合はスギ花粉です。障害を受ける場所は、ストレスの場合は脳で、スギ花粉症の場合は鼻や目です。症状としては、ストレスの場合は精神的緊張で、スギ花粉症の場合は鼻や目の炎症です。修復機構は、どちらもストレス反応です。ストレス反応に関与する主な臓器は、副腎皮質です。治癒状態は、ストレスの場合は精神的緊張の解消で、スギ花粉症の場合は炎症の治癒です。

　ストレスとアレルギーの治癒反応がスムーズに進むためには、副腎皮質の活性化が必要ですが、副腎皮質が充分に発達していない場合には、治癒反応がうまく進みません。最近急増しているストレスやアレルギー性疾患は、実は寒冷刺激にさらされることが足りないことによる、ストレス反応の調節障害なのです。

スギ花粉症を例に少し詳しく考えてみます。原因物質（ストレッサー）はスギ花粉です。本来この物質は生体にとって病原性を持っているものではありません。特に悪いことをするわけではありませんが、鼻や目が障害を受けます。花粉が鼻や目に入り、炎症を起こします。鼻水が出たり、目が痒くなったりします。このことが視床下部に伝えられ、視床下部から脳下垂体へ、さらに、脳下垂体から副腎皮質へ伝えられます。すると、ストレス反応の修復機構の中心となる臓器である副腎皮質ではステロイドホルモンなどの調節因子をたくさんつくって血液中に放出し、これが鼻や目で起こっている炎症反応を鎮めてくれます。鼻水が止まり、目の痒みが消えます。

しかし、あまりにも快適な生活を続けていると、副腎皮質が充分に発達していないために調節因子の生産が足りず炎症症状が続くことになります。花粉が飛んでいる限り治りません。

花粉症の薬物療法としては症状が軽度で、くしゃみ、鼻汁を中心にしたものでは、抗ヒスタミン薬、あるいは、抗ヒスタミン作用を持つ抗アレルギー薬が使用されます。症状が中等度以上の場合には、局所ステロイド剤として点眼薬や噴霧剤などが使われます。重症の場合には、短期的に経口ステロイド剤が使用されます。

中等度以上になると、効果が期待できる薬はステロイド剤しかないのです。

ステロイドホルモンを含んだ薬を使ったことのある方は、特に初めて使ったときのその効果には驚かれたのではないでしょうか。アトピー性皮膚炎に対する皮膚外用剤、喘息発作のときの噴霧剤、花粉症で目が痒くてしょうがないときの点眼薬、これらの薬の使用が初めてであれば、とてもよく効きます。ステロイドホルモンは最初本当に魔法のようによく効くのです。

この魔法のように効果のあるステロイドホルモンは、実は副腎皮質でつくられているのです。しかし、あまりにも快適な生活を続けていると、副腎皮質が充分に発達していないためにステロイドホルモンの生産が足りなくて炎症症状が続くことになります。

スギ花粉症が増加したのも、このあまりにも快適な生活に原因があります。

原始人の狩猟採集生活では、当然のこととして、冬の寒さに対する暖房設備、夏の暑さに対する冷房設備はないに等しく、寒さや暑さをそのまま受け入れていました。人の体というものは、寒さ、暑さといった外界の刺激にさらされながら抵抗力を獲得していくものです。副腎皮質も暑さ寒さ、特に寒冷刺激にさらされて、初めて充分に発育してくるのです。ところが、現在では、冷暖房が完備され快適な生活が送れるようになっています。

あまりにも快適になりすぎたため、寒冷刺激にさらされることがなくなり、副腎皮質という臓器が充分に発達しなくなってしまいました。このため、ステロイドホルモンなどの調節因子を充分につくることができなくなりました。何かストレッサーがかかると、そのストレス反応をうまく進めることができずさまざまな問題を引き起こしてしまいます。

昔、足尾銅山では、鉱石から銅を精製する過程で亜硫酸ガスが発生していました。山の木が枯れてしまうくらいひどい状態でしたが、喘息の子供は見当たりませんでした。それほど、当時の山の子供は強かったのです。山の子供のように、暑さ、寒さにさらされて育てば副腎皮質は充分に発育して、ステロイドホルモンなどの修復因子を充分に分泌する体に育ち喘息に罹らないのです。

われわれの子供の時代でも、普通の東京の家庭では、暖房器具として火鉢があるくらいでした。基本的には外は風が吹いていて体感気温が低く、家の中に入ると風が吹いていない分暖かく感じるという生活でした。東京でも池にかなり厚い氷が張ったものです。そのためか、アトピー性皮膚炎の子供はほとんどいませんでした。ごく稀に小児喘息の子供がいたくらいです。

スギ花粉症も同じです。日本という国は昔から山には杉の木がいっぱい生えていました。

春には、杉の花粉で真っ黄色になるくらいの中で、そこに生活していた人はスギ花粉症には罹りませんでした。われわれの子供の時代にはスギ花粉症などという病名はありませんでした。それを、遠くの山から飛んできた花粉に反応して涙と鼻水を流しているのですから、副腎皮質がいかに充分な働きをしていないか証明しているといってよいでしょう。

だからといって、冷暖房のない生活に切り替えることは、なかなかできることではありません。この問題を解決するために、普段の生活は今までと同じように快適にすごし、風呂から上がるときや運動の後に冷水浴をすることにより、刺激の少なすぎる生活を「体のしくみに合った生活」に戻してやることです。初めは、夏の暑い時期からスタートして冷水浴に慣れ、一冬越すことが大切で、一冬越せれば、後は継続することはそれほど困難ではなくなります。寒冷刺激にさらされることが目的ですから、夏のそれほど冷たくない水ではなく、冬の冷たい水の効果が大きいのです。スギ花粉症で、スギの花粉が飛んでいる二カ月間つらい思いをするくらいなら風呂上がりに水を浴びる方が楽な気がします。

冬の風呂上りに冷水のシャワーを浴びると、体の表面が急激に冷やされるために、皮膚の毛細血管が収縮して熱を逃がさないように働きますので、体はぽかぽかして湯冷めなどはかえってしなくなります。体を充分に温めてから水道水を一分間くらい浴びて、皮膚が冷たくなって水の冷感がなくなる程度まで全身に浴びてください。

冷たいからといってすぐに冷水浴をやめると、体を冷やしただけで皮膚の毛細血管が収縮する前にやめてしまうことになり体温は下がっているのに、さらに体温が逃げていくのでかぜをひくことになります。

アイシングというスポーツ医学の手法について考えてみます。プロ野球のテレビ中継などを見ていると、投球を終えたピッチャーが肩に氷を巻きつけてベンチに腰掛けている姿が映し出されます。昔はあんなことはしませんでした。私も、あれを見て初めはスポーツ医学が進歩したものだと思いました。しかし、これは少し違うようです。昔、西部ライオンズの前身である西鉄ライオンズに稲尾和久という名投手がいました。彼は一シーズンに四二勝もした投手です。彼が投球を終えた後アイシングをしている姿など見たことがありません。もちろん、他のピッチャーもそんなことはしませんでした。それどころか当時は、ピッチャーは絶対に肩を冷やしてはいけないと言われたものです。ところが最近のピッチャーは全員がアイシングをしています。なぜアイシングが必要になったのでしょう。

稲尾投手の時代の人は、寒冷刺激にさらされていましたので、副腎皮質が充分に発達していました。稲尾投手が投球を終えたとき、肩の筋肉は当然炎症を起こします。ある程度炎症が進むとそれ以上の炎症は筋肉の再生のためにかえって悪くなるという時点に到達します。炎症がこの時点にまで到達すると、副腎皮質が働き始めステロイドホルモンなどの調節因子を放出して肩の炎症を止めることができたのです。逆に肩を冷やしてしまうと筋肉の再生のために必要な炎症まで止めてしまうことになるので、ピッチャーは肩を冷やしてはいけないと言われたのです。ところが、最近の投手の場合は、寒冷刺激にさらされることが少ないので副腎皮質が充分に発達していません。投球を終えて肩に炎症が生じると、この炎症を自分で止めることができません。肩の筋肉の再生のために必要な炎症が一度起きるともう止めることができなくなり、体の外からアイシングをして炎症を止めることが必要になるのです。

つまり、アイシングという手法は、スポーツ医学が進歩したのではなく、体のストレス反応が低下したために必要になったから考え出されたものなのです。

ちょうど、人体に無害であるはずのスギ花粉が一度炎症を起こすともう止めることができないのと同じことがピッチャーにも起こっているのです。

次に、ストレスについて考えて行きます。

寒冷刺激不足でアレルギーがなかなか治らないと説明しましたが、ストレスがなかなか解消しないのも、アレルギーの場合と同じように、寒冷刺激不足が原因です。

現代人はストレスという言葉をよく口にします。たとえば、「仕事のストレスで胃が痛む」、「人間関係で強いストレスを受けてノイローゼ気味だ」と言います。ストレスは精神的緊張、あるいは、抑圧というような意味で使われ、それによって精神状態と体調を崩している、と信じられているようです。

しかし、精神的ストレスが原因で体を壊す、とは言えない場合もあると思います。脳が精神的ストレスを感じて、それが体に影響を与えるのではなく、初めに、腰痛のような肉体的に悪いところがあり、それがストレスを生んで、精神的緊張が続いているような場合が多いと考えます。

その証拠に、一般の人がストレスと言っているものを聞いてみると、たいてい「肩がこる」、「腰が痛い」、「目が疲れる」、「生理が狂う」といった体の症状を訴えます。頭にどういうストレスがあるとは言わない人が多いのです。

ストレスほど正体のわからないものはありません。皆、そういう体のいろいろな悪い情報を脳髄に集めて、それをストレスと称しているようです。

皆さんが生活をしている中では、さまざまな人間関係のトラブルが起こると思います。

このトラブルを上手に乗り切るために、皆さんができることを考えてみましょう。

たとえば何か失敗をして上司から怒られると、その時は凄いストレスを感じます。しかし、仕事が終わって酒でも飲んで、上司の悪口でも言って、憂さ晴らしをすることができます。このように「忘れてしまう」というのは一つの方法ではあります。

もう一つの人間関係からのストレスの解消法は、副交感神経を刺激することです。特に女性に多いようですが、嫌なことがあると、やけ食いをする。すると副交感神経が刺激されます。体が休息しろというサインを受け取ります。このことによってストレスの解消ができるのです。やけ食いというのは、生理的な反応でもあるのです。

ところが、腰が痛い場合には、意識するしないにかかわらず二四時間いつも腰が痛いという情報が脳に送られています。肉体的な痛みによるストレスの場合は、痛いところが治るまで、連続してストレスを受け続けることになります。このような状態が続いていると、精神的に参ってしまい、本当にうつ状態やノイローゼになりかねません。

肩こりや、腰痛、膝痛などがあると、意識するしないにかかわらず、脳に肩がこる、腰が痛い、膝が痛いという情報が入ります。二四時間、この情報が入り続けますので脳が疲れてきます。このような状態の時、人間関係のトラブルが起こりますと、脳が疲れていますので精神的に参ってしまいます。

そのような状態から、精神的に健康な状態にするためには、「小山内式肩こり腰痛予防・治療法」を実施して肩こりや腰痛を解消し、膝の屈伸運動をおこなって膝痛を解消することによって、脳に不快な情報が入らないようにします。実際に、ひどい腰痛と肩こりで精神的に参ってしまい精神科に入院していた人が、この治療法によってそれらが改善されて職場に復帰した例もあります。

脳を元気な状態にしておけば、人間関係のトラブルが起こっても精神的に乗り切れるということになります。ほとんど使っていない体の部分を動かして肉体的に健康な状態を保つことで、ストレスに負けない心と体にしておきましょう。

さて、人間関係のトラブルの解決方法のもう一つは、ストレス反応をスムーズに働かすことです。どんなに脳を元気にしておいても、何か重大なトラブルが起こる可能性がありますす。大きなトラブルだと、これがストレッサーとなり、生体が変化を受けてノイローゼになることもあると思います。すると、生体は元の状態、つまりノイローゼを解消しようと反応します。この修復の生体反応がスムーズに働けばよいわけです。

人間関係のトラブルが起こると、精神的緊張のような生体変化が起こります。すると、その刺激が視床下部に伝えられ、視床下部から脳下垂体へ、脳下垂体から副腎皮質へと情報が伝えられ、副腎皮質でステロイドホルモンなどの調節因子が分泌され、この調節因子が精神的緊張などの生体変化を元の状態に戻します。

しかし、副腎皮質が充分に発達していないと、充分な量の調節因子が分泌されず生体変化を元の状態に戻すことができなくなります。ストレス反応が生体にとって正常に働くためには、副腎皮質が充分に発育していることが必要と考えられます。

日本人の自殺率は、ＷＨＯの二〇〇四年のデータによれば、男性は一〇万人当たり三五・二人で世界第三位、女性は一〇万人当たり一三・四人で世界第一位です。

日本の社会情勢を考えてみると、日本の女性が世界で一番自殺しなければならない理由が思い浮かびません。もしかすると、あまりにも快適な生活のため副腎皮質の機能が低下しているためかもしれません。

ストレス反応をスムーズに進めるために、風呂上がりや運動の後に冷水浴をして、普段から副腎皮質を活性化しておきましょう。非常に強い精神的ストレスを受けるようなことが生じても、副腎皮質が活性化されていますので、ストレス反応がスムーズに進みノイローゼを解消してくれます。

ストレスに負けないために、皆さんができることは二つです。一つは、運動不足によって生じた体の悪い部分を、正しい運動によって、健康な状態に戻すことです。脳に「体に障害がある」という情報を入れないようにして、脳を元気にしておいて、人間関係のようなストレスに、負けないようにしておくことが大切です。

二つめは、風呂上がりや運動の後に冷水を浴びて、副腎皮質の機能を回復させることです。副腎皮質がストレス反応を調節できるようにしておくことです。

以上、二つのことが実施できれば、より健康的な生活が送れるはずです。

Part4

「体のしくみ」にあった新しいライフスタイル

第10章

普段の生活習慣の問題点

「体のしくみ」を充分理解すると、今までまったく注意を払わなかった普段の生活習慣の問題点が見えてきます。

人が一番真剣になれるときを考えてみます。原始人の狩猟採集生活では、お腹がすいて何か食べたくなるので狩猟に出掛けます。狩猟で獲物を捕まえてから、やっと食事ができたのです。原始人が一番真剣になるとき、あるいは、真剣にならなければいけないときは、お腹がすいて何か食べたくなり、食物を手に入れるために行動を開始したときでした。生きるか死ぬかは、食物を手に入れることができるかどうかに、かかっていたのです。人は空腹の状態のとき、一番真剣になれるはずです。したがって、何か重要な仕事をするときに、たとえば、重要な商談や会議があるときには、食事を摂らずに臨むべきです。食事を摂って副交感神経を刺激して眠くなってしまってから、重要な商談や会議に臨んでも成功は覚束ないでしょう。

とは言っても、昨日まで昼食を食べていた人が、今日重要な会議があるからといって、昼食を食べないで会議に出てもうまくいくとは限りません。かえって、いつもと違うことをしたために気持ちが悪くなってしまうかもしれません。空腹時の運動を繰り返して、空腹感に慣れてから重要な会議には空腹の状態で臨むようにしましょう。

体に休息しろというサインを出す副交感神経を刺激するには、食事を摂ることです。食事を摂れば副交感神経が刺激され、体が休息しろというサインを受け取ります。そうなれば、眠くなります。皆さんも食べれば眠くなるでしょう。

特に、女性に多いようですが、何か嫌なことがあると、やけ食いをする人がいますが、やけ食いは副交感神経を刺激して嫌なことを忘れたいという生理的な行動なのです。昼食をしっかり摂って重要な商談や会議に臨んでも、成功が覚束ない理由がわかったと思います。

何か失敗をして、上司や得意先から文句を言われそうなときは、空腹の状態で待機すべきでしょう。昼食をしっかり食べて、上司や得意先から文句を言われるようなことを繰り返していれば、胃腸障害、胃潰瘍、さらには、胃ガンにつながる可能性が高くなってしまいます。上司から怒られると交感神経が刺激されます。あるいは、得意先から文句を言われても交感神経が刺激されて、胃腸への血液供給量が減少します。このとき、直前に食事を摂っていると、消化吸収のために必要な血液が供給されませんので胃腸に障害を起こしてしまいます。腹一杯茶粥を食べて、のこぎりで木を切っている奈良の木こりのような状態になってしまいます。むろん、すぐに胃ガンになるというわけではありませんが、胃腸が障害を受けることは間違いありません。空腹の状態で待機していれば、胃腸への血液供給量が減少しても問題ありません。

会社で早々に昼食を済ませ残りの休み時間にバレーボールとか、キャッチボールをしていませんか。これも「体のしくみ」に合っていません。何か物を食べたら食休《じき》みが必要です。食休みをすることによって、胃腸に充分な血液を供給し消化吸収が障害なく遂行できるようにすることが大切です。昼休みの時間が会社でも学校でもだいたい一時間になっているのは、一時間あれば食べた物の大部分が胃の中から腸へ出て行くのでその後で働いてもよいということで決められたのです。昼休みの食後は静かにすごして、消化のために必要な血液を胃に集めてください。

いずれにしても、会社員生活では、いつ何が起こるのか予測できないので、昼食は摂らないか、できるだけ少なめにしてさまざまな事態に備えましょう。

食事に関して、「腹が減っては戦ができぬ」、「めしを食べてすぐ寝ると牛になる」、「親が死んでも食休み」の三つの諺があります。

「腹が減っては戦ができぬ」は明らかに間違いです。原始人は腹が減ってから狩りに出掛けました。そしてちゃんと獲物を捕まえたのです。

「めしを食べてすぐ寝ると牛になる」とは、奉公人が食事をすると眠くなって仕事の効率が落ちるのを防ぐために、驚かせて働かせたるための言い方です。

食べると眠くなるように、「親が死んでも食休み」だけが、体の言い分です。

また休日のすごし方ですが、日曜日のお父さんというと家でゴロゴロしているというイメージが一部に残っています。これは仕事の内容が重労働であった時代の名残です。一部の人は今でも重労働をしていると思います。そのような人は体を労わるために、「小山内式肩こり腰痛予防・治療法」などをして後はゴロゴロすごすのがよいと考えます。仕事の内容がデスクワークが主な会社員の場合は、平日が運動不足ですから休日に運動をしてすごす必要があります。昼食前に一時間くらいしっかり歩いてください。普段の生活習慣によって休日のすごし方が変わってきます。

最後にもう一度、「いつ運動するべきか」ということを確認しておきます。何度も何度も説明しましたが、運動するなら空腹時です。それともう一つ、生活習慣病に罹る前に運動しましょう。

私も、皆さんに空腹時に運動しましょうという話をしているうちに、責任感というのか、義務感というのか、空腹時にウォーキングをしたり、ジョギングをしたりするようになりました。

そんなとき、しばしば脳卒中のリハビリのために片足を引きずりながら歩いている方に出会います。本当に頑張っておられるなと敬意を払いますが、病気になる前から歩く習慣を持っていたら今頃元気にジョギングができるのではないかと思うと、大変残念な気持ちになります。皆さんには、このようなことを、繰り返してもらいたくないのです。

病気になる前の運動と、病気で倒れてから、リハビリでする運動では、費用対効果が全然違ってきます。また、高血圧でかなり血圧が高くなり薬を飲んでいる、あるいは、糖尿病で薬を使って血糖値をコントロールしているなどの状況になると、運動してよいのか微妙になってしまいます。そのような状況になる前なら何も心配することなく運動できますから、ぜひ空腹時に運動する習慣を早めに身に付けてください。

第11章

あなたにぴったりのライフスタイルとは

とにかく生活習慣病を避けて健康でいたい人

「とにかく生活習慣病を避けて健康でいたい人」の生活設計をつくってみました。表を参考にしながら説明していきます。

月曜日は、午前五時に起床し、ブラックコーヒーか緑茶を飲みながら三〇分くらい朝刊に目を通し、五時三〇分から一時間散歩に出掛けます。この時、しっかり歩くことが肝要です。夏であれば、散歩の後シャワーを浴びますが最後は、冷水浴にします。冷水浴により副腎皮質が刺激され、アレルギーやストレスの予防に効果があります。

とにかく生活習慣病を避けて健康でいたい人

	月曜日 金曜日	火曜日	水曜日	木曜日	土曜日 日曜日
	5：00 起床	5：00 起床	5：00 起床	5：00 起床	5：00 起床
6：00	5：30〜6：30 散歩		5：30〜6：30 散歩	5：30〜6：30 散歩	5：30〜6：30 散歩
	7：00〜8：00 通勤	7：00〜8：00 通勤	7：00〜8：00 通勤		7：00〜12：00 自由時間
	8：00〜12：00 仕事	8：00〜12：00 仕事	8：00〜12：00 仕事	8：00〜9：00 朝食	
				9：00〜12：00 仕事	
12：00	12：00〜13：00 昼食	12：00〜13：00 昼食	12：00〜13：00 昼食	12：00〜13：00 昼食	12：00〜13：00 昼食
	13：00〜17：30 仕事	13：00〜17：30 仕事			13：00〜18：00 自由時間
			15：00 出張	15：00 大阪発	
	17：30〜18：30 帰宅	17：30〜18：30 帰宅			
18：00			18：00 大阪到着	18：00 帰宅	18：00〜18：30 入浴
	18：30〜19：00 入浴	18：30〜19：00 入浴			
	19：00〜20：30 夕食	19：00〜20：30 夕食	19：00 会食	19：00 入浴	19：00〜20：30 夕食
			20：00〜22：30 自由時間	20：00〜21：30 夕食	
	20：30〜22：00 自由時間	20：30〜22：00 自由時間			20：30〜22：00 自由時間
	22：00 就寝	22：00 就寝		22：00 就寝	22：00 就寝
			22：30〜23：00 入浴		
			23：00 就寝		
24：00					

朝食は摂らずに、午前七時から一時間かけ電車で会社に出勤します。八時から正午まで会社で仕事をします。仕事の内容は、打合せのための会議やデータの処理などデスクワークが主になります。正午に昼食を摂りますが、ざるそば一杯程度にします。食後は静かに本などを読んだり、同僚と雑談したりしてすごします。決して腹ごなしのバレーボールなどの運動をしてはいけません。その後、午後一時から五時三〇分まで仕事をします。午後の仕事もデスクワークが主になります。五時三〇分から一時間かけて帰宅します。六時三〇分から入浴をすませ七時から約一時間三〇分かけてゆっくり酒を飲みながら夕食を摂ります。八時三〇分から一〇時までの自由時間はテレビを見たり、本を読んだり静かにすごして午後一〇時には就眠します。もちろん、おやつのような間食はいっさい摂りません。

もし、肩こりや腰痛がある、あるいは、その心配があれば、寝る前に「小山内式肩こり腰痛予防・治療法」を約二〇分すればよいと思います。体の痛いところを治しておくことは、ストレスからの回復を早めることになります。

月曜日の生活習慣について説明します。まず朝食は摂っていません。朝食を抜くのは大変のように思う方もいると思いますが、三週間我慢できれば、その後はまったく問題なくなります。最初は、空腹を感じたらじっとしていないで、散歩に出掛けます。一生懸命歩いていれば、空腹感はまぎれてきますし、そのうちに空腹感に慣れてきます。朝食を抜くことで朝の散歩と通勤、午前中の仕事のためのエネルギーは、日曜日の夕食で摂ったエネルギーでまかなわれることになります。日曜日の夕食でしっかり食べたものは、食後静かにすごすので完全に消化吸収され、ブドウ糖は筋肉と肝臓に、脂肪は内臓脂肪細胞に貯えられています。月曜日の午前中に、筋肉と肝臓に貯えられたブドウ糖と、内臓脂肪細胞に貯えられた脂肪が分解されて活動のためのエネルギーとして利用されます。

もし、子どもがいる場合は、食育で朝食を摂るように学校から指導されていると思います。朝食の欠食や個食が学童・生徒の生活習慣の乱れの大きな要因であるとされています。朝食家族の絆を保つために、朝食を家族全員で食べましょうということになっています。朝食の生理的な意義は別にしても、朝家族全員が顔を合わせることは大変よいことだと考えます。そこで、散歩の前、あるいは、散歩から帰って冷水浴をした後に、家族全員が集まり、砂糖やミルクなしの紅茶でも飲みながら今日一日の予定などを確認し合い、子どもに励ましの言葉をかけることなどをすればよいと考えます。別に朝食をいっしょに摂らなくても家族の絆はつくることができます。

昼食もざる蕎麦程度の軽いもので充分です。午後の仕事もデスクワークですので、ざる蕎麦のエネルギーでまかなえる可能性があります。もし足らない場合でも、日曜日の夕食で摂ったエネルギーが内臓脂肪細胞に貯えられています。

また、会社の昼休みが運動するための唯一の機会である人なら、正午に仕事が終わったら会社の周りを一生懸命四五分くらい散歩してから昼食にします。この場合は、食後の休みが取れませんから、午後一時からの仕事の能率は落ちてしまうかもしれません。しかし、運動不足の解消は空腹時に実施する必要があるので仕方ありません。

帰宅後、入浴は夕食の前にすましておくほうが健康的です。冬で朝の散歩後のシャワーで冷水浴ができない場合は、入浴の祭に充分湯船で暖まってから、冷水浴をします。夕食後に入浴すれば、胃腸への血液供給量が減少するからです。食後は静かにしていることが胃腸を健康な状態に保つために必要なのです。

夕食はしっかり摂ります。酒の好きな方は飲まれたらよいと思います。ただ、この夕食は一日の栄養の大半を摂るものですからそのバランスを考える必要があり、またしっかり食べられるように酒の量は自分で調節する必要があります。夕食後八時三〇分から一〇時までの自由時間は、テレビを見たり、本を読んだり、子どもと静かに遊んだりしてすごし、午後一〇時には就寝します。寝ている間に、血液が充分胃腸に供給され、摂取した食べ物は完全に消化吸収され、ブドウ糖は筋肉と肝臓に、脂肪は内臓脂肪細胞に貯えられます。

このような生活習慣ならば、内臓脂肪細胞に脂肪を貯え、空腹時にその脂肪を利用するという本来の生理機能が働き、生活習慣病の予防になります。また、一日の推定総歩数ですが、早朝の散歩で七〇〇〇歩、通勤や社内の行動で三〇〇〇歩、合計約一万歩ということになり、しかも散歩はしっかり歩いているので、血液循環が良好に保たれ高血圧やガンの予防になります。一日あたりの総歩数は約一万歩必要であるといわれています。一万歩歩くためには、約一時間二〇分必要です。運動、運動と指導されますが、何もフィットネスジムに行っておこなう必要はなく、しっかり歩くほうが効果的です。

火曜日は、雨で散歩は中止になります。本を読むか、あるいは、早めに出勤して残っている仕事をかたづけます。したがって、この日の推定総歩数は約三〇〇〇歩ということになります。

夜になり雨があがったからといって、夕食後午後八時からの自由時間にしっかり歩く散歩に出掛けないでください。夕食後の散歩はけっして早朝の空腹時の散歩の代わりにはなりません。一時間しっかり歩いたときの消費エネルギーは早朝でも夕食後でも同じですが、早朝の散歩は体の中に貯め込んだエネルギーを利用しているのに対して、夕食後の散歩は直前に食べた食べ物の消化吸収されたエネルギーを利用します。夕食後の散歩では貯め込んだ脂肪をエネルギーに変えることができません。また、食後すぐに散歩を開始していますので、消化吸収の真っ最中です。胃腸が血液を要求しているのに、しっかり歩いているので、足の筋肉に血液を取られてしまいます。胃腸への血液供給量が減少し胃腸の障害の原因になってしまいます。運動不足を心配して、夕食後腹ごなしをかねて散歩やジョギングをしている方は、慢性的な胃腸障害をつくっている可能性があります。せっかく栄養のあるものを食べても、消化吸収できない場合もありますし、このような生活習慣を続けることは、一生懸命胃ガンをつくっているようなことになってしまいます。生活習慣病の予防のために運動が必要だと言われていますが、「いつ」というキーワードが抜けているためにこのようなことが起こってしまいます。

水曜日の午前中は月曜日と同じようにすごし、午後三時から出張し、六時に大阪に到着。その後上司らと七時から会食をします。酒もかなり飲み食事の量も進みます。この日は入浴が夕食後になってしまいますが、仕方ありません。この日の推定総歩数も約一万歩くらいになると思います。

木曜日は、午前五時に起床して、新聞に目を通し、五時三〇分から一時間大阪の町をしっかり散歩します。その後シャワーを浴びて、上司らと一緒ですので八時から朝食を摂ります。こんなときもサラダとコーヒーで充分です。この朝食の目的は、上司らとの人間関係を良好なものにするためのものです。朝食後、車で出張先に出向き打合せをおこないます。昼食ですが、これも相手先、あるいは、上司らと一緒の場合は食べないわけにもいかないので、できるだけ軽めにすませます。その後、さらに相手先と打合せをおこない、午後三時に大阪を出発して六時に帰宅します。その後は、入浴、夕食、テレビを見て一〇時に就寝します。夕食ですが、前日の夕食が多めであり、いつも摂らない朝食まで摂っているので、少し軽めにします。このような生活習慣が続いている場合には、意識しなくても自然に軽めになると思います。

この日は車での移動が多いですが、朝しっかり散歩しているので推定総歩数は約一万歩ということになると思います。

金曜日は、ほとんど月曜日と同じように過ごします。

土曜日と日曜日は、午前五時に起床し、五時三〇分から一時間しっかり歩く散歩に出掛けます。その後、正午までの自由時間と午後の自由時間ですが、好きなことをしてすごせばよいと思います。読書をする、音楽を聴く、子どもと遊ぶ、スポーツを楽しむ、家事を片付ける、家事の手伝いをする、買い物に出掛ける、公園に行く、音楽会に行く、映画を見に行くなど。また、昼食や夕食は外出先で摂るのもよいでしょう。土曜日と日曜日の運動量は、平日の運動量によって調節する必要があります。目安として一日一万歩以上歩くことが基本になります。しっかり歩くと一時間で約七〇〇〇歩になります。この基準で仕事や天候の関係で歩数の少ない週は、土曜日と日曜日に早朝の散歩以外にも運動することが必要ですし、平日にしっかり歩いている場合は、もっとゆっくりすごせばよいと思います。

仕事が忙しく平日にとても一万歩も歩くことができない場合は、土曜日と日曜日にできるだけゆっくり走るジョギングをすれば効果的です。土曜日と日曜日の午前中と午後の空腹時に三〇分ずつ、あるいは、一日一回一時間でも構いません。空腹時に合計二時間できるだけゆっくり走るジョギングをすれば、高血圧を含め生活習慣病の予防効果があります。

このように、朝食は摂らず、昼食は軽めにし、夕食をしっかり摂るようにすれば、夕食後から次の日の昼食まで一五時間三〇分間は、何も食べませんので、消化管からのエネルギーの補給はまったくなく、必要なエネルギーは筋肉・肝臓に貯えられたブドウ糖と内臓脂肪細胞に貯えられた脂肪を利用することになり、内臓脂肪細胞が健康な状態に保たれ、糖尿病や動脈硬化、心筋梗塞、脳卒中といった生活習慣病の予防になります。また、空腹時に正しい強度で運動することにより血液循環も良好に保たれ高血圧やガンの予防にもなります。

起床時間と就寝時間は、午前五時と午後一〇時と規則正しく実施されていますが、自然の中で唯一規則性があるのは夜明けと日暮れの時刻ですので、その規則性に倣ったものです。そのほかのことは、不規則の方が自然です。昼食や夕食が摂れないことがあっても、次の食事で必要な栄養素やエネルギーを多く摂ればまったく問題ありません。野生の動物では食事が摂れないことがあるのは自然なことです。

食べる量ですが、カロリー計算などしなくても、体重の変化と空腹感の強さで判断してください。このような生活習慣をしていれば、自然に必要なだけ空腹感を生じ、必要なだけ食べるようになります。栄養失調が心配ならば、土曜日か日曜日に夕方まで何も食べずにお腹をすかせてから、スーパーマーケットなどの食品売り場を見て回ります。最初はお腹がすいているので、カロリーの高そうなもの、ケーキやピーナッツが美味しそうに見えます。しかし、もう少し我慢して見て回っていると、自分に不足しているものが美味しそうに見えてきます。たとえば、ビタミンCが不足していれば柑橘類が美味しそうに見え、

ＤＨＡが不足していれば鯖が美味しそうに見えてくるはずです。お腹をすかせば、すかすほど、必要なものが見えてきます。三食食べて間食までしてろくに空腹感を感じることもなく食事を摂っていれば、この本能は鈍ってしまうのです。変な言い方ですが、お腹をすかせばすかすほど、栄養失調にはならないのです。

週日の午前と午後の仕事の内容がデスクワークではなく、店で客の相手をするために立って対応する人の場合、午前中四時間と午後四時間ほとんど立っているために、肉体的に、とくに足が疲れます。そのため、充分に運動していると錯覚をしてしまいます。客に対応するために歩いていますが、この場合は、かなりゆっくりした歩き方で、一分間に五〇〇歩にもならないと思います。これでは、足の筋肉のポンプ作用は期待できず、弱い静的緊張の作用の方が勝ってしまいます。血液循環が悪くなって足の筋肉が疲労しているのです。皆さんも一〇分間じっと立っているのは、一〇分間歩くよりも大変でしょう。歩いていれば血液循環が良好に保たれますが、立っていると悪くなるからです。これは、デスクワークの人に肩こり・腰痛の発症するのと同じことです。本項で示したとおり、血液循環を良好に保ち血液循環不足のために生じた疲労を回復させるために、早朝の散歩を実施してください。

メタボリックシンドローム判定が出るような、すでに肥満の人

メタボリックシンドロームは、肥満した内臓脂肪細胞に主要な原因があることがわかっています。内臓脂肪細胞が肥満しているかどうかを簡単に調べるために、へその高さのウエスト周囲径を測定するのです。これが男性八五cm以上、女性九〇cm以上に相当するということは、内臓脂肪細胞が肥満している可能性を示しています。内臓脂肪細胞が肥満していれば、脂質異常症や糖尿病、高血圧を発症する可能性が高くなります。

特定健康診査を受診してメタボリックシンドロームと診断され、特定保健指導を受けている方もいると思います。男性の場合で、ウエスト周囲径が九〇cm、収縮期血圧一四五mmHg、空腹時血糖値一一五mg／dlという測定値の場合は、メタボリックシンドロームと診断されます。特定保健指導では、食事は規則正しく三食を少し減らして摂ること、および、運動量を増やすように指導されると思います。

しかし、この指導では、メタボリックシンドロームの改善は望めません。メタボリックシンドロームと診断されていますので、内臓脂肪細胞が肥満していることが充分予想され

ます。それなのに、食事は規則正しく三食摂りましょうと指導されます。これまで何度も説明してきましたが、日本の現状のエネルギー摂取量では朝、昼、夕と三回食事を摂っていれば、肥満した内臓脂肪細胞の中に貯えられた脂肪を分解してエネルギーに変える必要がありませんし、変えることもできません。これでは、メタボリックシンドロームの原因である肥満した内臓脂肪細胞を小さい健康な内臓脂肪細胞に戻すことができません。

運動量を増やすように指導されて、素直に毎日散歩しています。三回食事を摂っていますので、空腹時に散歩する機会がなかなかつくれません。散歩の効果は、散歩で消費したエネルギー分だけ体重が減少することしか期待できません。毎日一時間散歩をしても、一カ月後の体重はたかだか一kgしか減りません。ウエスト周囲径も一cm減るかどうかです。

それでも、血圧は少し下がってくると思いますが、これでは、費用対効果が悪すぎて嫌になって、散歩をやめてしまいます。運動してもあまり効果はないと思ってしまいます。

「メタボリックシンドローム判定が出るような、すでに肥満の人」の生活設計を考えてみます。基本的には、「とにかく生活習慣病を避けて健康でいたい人」の生活設計と同じです。週日は「とにかく生活習慣病を避けて健康でいたい人」と同じようにすごしてください。ただ、このタイプの人は肥満で体重が重いので、毎朝排便後に体重を測って記録することが大事です。それによって、自分が太っていることの意識づけになります。「メタボリックシンドローム判定が出るような、すでに肥満の人」は、土曜日と日曜日の午後にある自由時間のすごし方を工夫すればよいのです。基準値を超えて肥満ですので、「空腹感に耐えられる」、あるいは、「空腹感を弱める」ようにすることが必要です。そのために、早朝の散歩の代わりに、あるいは、早朝の散歩に加えて、正午の昼食を摂らずに、空腹感が生じているときに、一時間のしっかり歩くウォーキング、より効果を求めるなら三〇分から一時間のできるだけゆっくり走るジョギングをすることです。感じていた空腹感は、ウォーキングやジョギングをすることでまぎらされ、その最中に内臓脂肪細胞に貯えた脂肪を分解してエネルギーに変える練習をします。この練習を繰り返すことにより、体の中に貯めこんだ脂肪をいつでも速やかにエネルギーに変えることができるようになります。この生理的な機能がスムーズに働く体になれば、血糖値が下がってお腹が空き始めると脂肪を分解してエネルギーを供給し始めるので、「空腹感に耐えられる」、あるいは、「空腹感を弱める」ようになります。「空腹感に耐えられる」、あるいは、「空腹感を弱める」ようになると自然に食べる量が減少してきます。空腹時に運動することにより、自然に食欲が減少し、食べる量が減ることにより、内臓脂肪細胞の肥満の解消、ウエスト周囲径の減少、体重の減少、その他の検査数値の改善をすることができるのです。

このとき、自分が太っているという意識づけが役に立ちます。

肥満なので体重を減らそうと無理に食べる量を減らすことを考えずに、空腹時にできるだけゆっくり走るジョギングをすることによって、空腹感を減少させることを考えてください。

最近のマラソンブームに熱心な人〈有酸素系スポーツをたしなむ人〉

マラソンブームで市民マラソンに参加するために熱心に練習をなさっている方も多いと思います。マラソンを走ること自体は、もちろん何の問題もありません。完走したことの達成感を味わう、脳内のエンドルフィンを高めランナーズハイを楽しむ、何にも代え難い喜びなんだろうと推測します。しかし、生活習慣病の予防という観点から考えると、それほど効果的であると言えません。運動強度が強すぎるのです。

たとえば、ジョギング中、ランニング中の速度と血圧の関係ですが、時速七㎞程度で走った場合は、心拍数の平均は一分間に一四〇拍程度で、収縮期血圧は、走り始めから二〇分後、走行前の一六〇㎜Hgからほんの少し上昇しますが、走行にともなって次第に低下して、後半では走行前の一六〇㎜Hgを大きく下回って、平均で一一〇㎜Hg程度まで下がっています。

一方、拡張期血圧は、走り始めて二〇分を過ぎる頃から、六〇㎜Hg程度にまで低下し、その後も低下を続け、二〇㎜Hg前後で推移します。このように、時速七km程度であれば、走行中に血圧が上がることはなく、逆に下がってきます。

これに対して、時速九・四km程度で走った場合は、心拍数は一分間に一六〇〜一七〇拍になり、収縮期血圧は、走り始めてから二〇分後に、平均二〇〇㎜Hgと走行前の一七七㎜Hgにくらべて有意に上昇し、その後、走行にともなってやや低下するものの、走行前と同程度の高い水準で推移します。拡張期血圧は、走行前の一〇二㎜Hgに対して、平均で一五〜四〇㎜Hg程度の低下に止まっています。

これらの実験から、ジョギング中に血圧を上昇させないジョギング強度に関しては、一つの目安として、時速七kmを超えないようにすることが大切です。しかし、これでは四二kmを走るのに六時間かかってしまい、多くの市民マラソンの制限時間ぎりぎりか、それを上回ってしまうことになります。そこでこれよりも速く走る練習をすることになりますが、そうすると走行中の血圧は下がってきません。

これは、時速七km程度の速度であれば、足の筋肉はそれほど大量の血液を要求しないので、筋肉と肺のポンプ作用の効果が、足の筋肉への血液必要量を上回り、心臓が走行中に休むことができるのに対して、時速九・四km程度の場合は、足の筋肉への血液必要量が、筋肉と肺のポンプ作用の効果を上回ってしまい、心臓が走る前よりも強く働くことを要求されるので休むことができないためです。これが、時速九・四km程度の速度で走っていると、血圧は下がってこない理由です。

このように考えていくと、健康のためにと考えて市民マラソンを選択したのであれば、あまり正しい選択とは言えません。市民マラソンを走ること自体を楽しむということに対してはまったく問題ありませんが、その練習は生活習慣病の予防にはあまり役立たないということです。高血圧の予防のためには、マラソンのための練習以外に、しっかり歩くか、できるだけゆっくり時速七km程度で走ることが必要になります。しっかり歩く、あるいは、できるだけゆっくり走ることは、マラソンのための練習で生じた障害の治癒にも役立ちます。これは、筋肉の収縮に必要な血液量を上回る血液が供給されるため、しっかり歩いているときに障害が起こった部分の修復がなされるからです。

それでは、「最近のマラソンブームに熱心な人」の生活習慣をどのようにすればよいのか、「とにかく生活習慣病を避けて健康でいたい人」の生活習慣の表をもとに説明していきます。

毎日の早朝のしっかり歩く散歩はそのまま実施します。平日のマラソンの練習時間としては、午後八時からの自由時間を当てることが考えられます。この場合には、入浴・夕食の時間とマラソンの練習時間を入れ替える必要があります。マラソンの練習は、午後六時から始め、練習の後に入浴・夕食を摂って就寝するというようにすることが必要です。また土曜日と日曜日の練習ですが、午後一時からと、午後八時からの自由時間に練習するのであれば、昼食を抜いて正午から、夕方は午後六時からマラソンのための練習をしてその後、入浴・夕食の順にします。

また、「最近のマラソンブームに熱心な人」は練習量が多いため、膝痛や腰痛になることも多いはずです。膝痛や腰痛の予防・治療のために、朝の起床時、あるいは、就寝前に膝痛の予防・治療法や「小山内式肩こり腰痛予防・治療法」を実施することが必要になります。

マラソンの練習では、特に足の筋肉の炎症が起こります。この炎症反応をちょうどよいところで止めるために、副腎皮質の活性化が必要になります。炎症反応がちょうどよいところで止まるということは、筋肉が必要なだけ壊され、速やかに再生されるということです。そのためには、マラソンの練習後のシャワーのとき、あるいは、入浴のときに最後に冷水浴をすると効果的です。

「最近のマラソンブームに熱心な人」が心しなければならないことは、**市民マラソンを制限時間で完走するための運動強度は、血圧を下げるには強すぎるということ、つまり、生活習慣病の予防の役には立たない**ということです。自分はマラソンの練習をしているから、生活習慣病とは無縁である、と思わないでください。

筋力トレーニングをしている人〔無酸素系のスポーツをたしなむ人〕

「筋力トレーニングをしている人」の中には、ボディビルダーを目指す、あるいは、ボディビルダーにあこがれて筋力トレーニングしかしない人もいると思います。このような人は、無酸素運動の割合が多くなり、生活習慣病の予防のために必要な軽度の有酸素運動が不足してしまいます。このような人は運動量が多いのに、血圧が上がってしまう恐れがあります。血圧を上げないために、しっかり歩く、あるいは、できるだけゆっくり走ることが必要になります。

それでは、「筋力トレーニングをしている人」の生活習慣をどのようにすればよいのか、「とにかく生活習慣病を避けて健康でいたい人」の生活習慣の表をもとに説明していきます。この場合も、毎日の早朝のしっかり歩く散歩はそのまま実施します。平日の筋力トレーニングの練習時間としては、午後八時からの自由時間を当てることが考えられます。筋力トレーニングの練習をする日は、午後六時から筋力トレーニングの練習を始め、練習の後に入浴し、夕食を摂って就寝するというようにします。また土曜日と日曜日の練習ですが、午後一時からと、午後八時からの自由時間に練習するのであれば、入浴・食事の時間を練習の後にもってきます。

フィットネスジムのトレーナーは、空腹時運動するとエネルギー不足を補うために筋肉を分解してしまうので、空腹時の運動は避けるように指導することが多いようです。しかし、この考え方には矛盾があります。筋力トレーニングで重いバーベルを持ち上げるのは、一度筋肉を壊して、その後修復が起こるときに前よりも少しだけ太い筋肉をつくるためなのです。筋肉が壊れるから空腹時に筋力トレーニングしてはいけないというのはおかしなことになってしまいます。筋力トレーニング後に良質のタンパク質やサプリメントを摂れば、筋肉の修復は起こりますし、このときに、少しだけ太い筋肉になるのです。逆に、食後すぐの筋力トレーニングは、胃腸に必要な血液を筋肉が取ってしまうので、胃腸の障害の原因になってしまいます。

筋力トレーニングと有酸素運動の両方をフィットネスジムで実施している人の場合の留意点は、トレッドミルでの走行スピードです。血圧を下げるための走行スピードは時速七km程度です。このスピードでトレッドミルの上を走るととても不恰好なスピードになってしまいます。どうしても速度が上がってしまいます。そこで、トレッドミルの上では、ジョギングではなく、しっかり歩くウォーキングにします。そうすれば別に格好悪くもなく実施することができます。筋力トレーニングとウォーキングの両方を実施する人の場合は、早朝の散歩の代わりに、自由時間を多くして、食事の前に実施してもよいでしょう。

また、「筋力トレーニングをしている人」も練習が無酸素運動にかたよると、膝痛や腰痛になることも多いのです。膝痛や腰痛の予防・治療のために、朝の起床時、あるいは、就寝前に膝痛の予防・治療法や「小山内式肩こり腰痛予防・治療法」を実施することが必要になります。

筋力トレーニングは、筋肉に一度負荷をかけて壊してから再生させることを利用しています。一度筋肉に炎症が起こりますが、この炎症の程度をコントロールする必要があります。あまり炎症が過剰に起こると修復に時間がかかってしまいます。炎症を最適な状態で止めるようにコントロールしているのは副腎皮質の機能です。ですから、運動後のシャワーのときや入浴後に冷水浴を実施し、副腎皮質を活性化しておく必要があります。

仕事が多忙でなかなか運動・休息ができない人

「仕事が多忙でなかなか運動・休息ができない人」も、基本的には、「とにかく生活習慣病を避けて健康でいたい人」と同じ生活習慣になります。朝食は摂らず、昼は軽めにして、夕食をしっかり摂るということです。

忙しくて早朝の散歩の時間などや土曜日や日曜日の自由時間などをつくれない人もいると思いますが、仕事の内容がデスクワーク中心の場合には、生活習慣病の予防のために運動が絶対に必要ですので、なんとしても運動する時間をつくらなければなりません。そのためには通勤の時間に積極的にしっかり歩くことです。鞄も手提げのものでなく、リュックサック・スタイルの背負えるものにします。まず駅のエスカレーターを使うのをやめて階段を上り下りします。家から、あるいは、会社まで一駅歩く、昼休みに一五分から四五分しっかり歩いてから昼食にする、このように普段の生活習慣の中に積極的に歩く時間をつくるように心がける必要があります。この際に万歩計を購入して毎日の総歩数を手帳やカレンダーに記入するようにします。このことを実施すると、歩くことに対する意識が高まってきます。

他社との打合せなどで、昼食を外で食べた後、すぐに移動するような場合は、エスカレーターを使った方が、胃腸のためによいので利用します。エスカレーターは、空腹時には使用せず、お腹が一杯の場合は使用するようにします。

土曜日や日曜日の自由時間も、平日がデスクワークで忙しくとても疲れているからといって横になってテレビを見ていないで、しっかり歩く散歩に行く必要があります。平日の仕事の内容が肉体労働で体を酷使して疲れている場合は、土曜日や日曜日をゴロゴロ横になって体を休める必要があります。しかし、デスクワークで疲れている場合は、運動不足ですので、体を動かす方が休養になります。日曜日をゴロゴロ寝ころんですごすというイメージは、肉体労働が多かった時代の名残なのです。

運動量が増加することにより、肉体的に疲労しますので熟睡でき、かえって疲労の回復もよくなります。

デスクワークが多いと当然座ったまま長時間仕事をすることになります。背中の筋肉が長時間の弱い緊張状態が続くことによって、肩こり・腰痛が発生してきます。朝の起床時、あるいは、就寝前に「小山内式肩こり腰痛予防・治療法」や膝痛の予防・治療法を実施することが必要になります。

仕事の量が多いのでさまざまなストレスにさらされることになります。ストレスに打ち負かされないように体調を整えておく必要があります。肉体的には上記の方法で痛むところをなくしておきます。また、散歩の後や風呂上がりに冷水浴して副腎皮質を活性化しておき、ストレスから速やかに回復できるようにしておくことも大切になります。

あとがき

「体のしくみ」がどうなっているのか充分に考えた上で、食糧が満ちあふれ、非常に便利になった生活環境の中でも、健康を維持できる生活習慣を説明しました。空腹感が何を意味しているのか理解して頂けたと思います。皆さんは、空腹感が生じているときに、しっかり歩くウォーキングをするのは、とても大変なことだとの印象をお持ちになるかもしれませんが、実際に実行してみると、簡単にできてしまうものです。ぜひ試してみてください。「ヒトは習慣の動物である」とも言われますが、空腹時のウォーキングにしろ、冷水浴、「小山内式肩こり腰痛予防・治療法」にしろ、習慣になってしまえば、簡単にできてしまうものです。刺激のなさすぎるあまりにも快適な生活習慣に、少しでも刺激を与えることは、非常に健康の役に立ちます。

現代は情報が多すぎて、何を選択すればよいかわからない時代だと言われています。ここで留意しなければいけない点は、多くの情報が誰かの利益誘導のために発信されているという点です。利益誘導が目的の情報は、何度も何度も発信されるのでだんだん真実性が増してきてしまいます。

どれが本当に役に立つ情報で、どれが役に立たない情報なのか自分で判断しなければなりません。役に立つ情報を見きわめるためには、発信する側の利益になる情報なのか、受信する側の利益になる情報かで判断するという方法もあると思います。大きな声の情報、繰り返される情報が、正しく役に立つ情報とはかぎりません。

本書の健康法にしたがって、皆さんが空腹感が生じたときに一生懸命ウォーキングしても、誰も利益を得ることはありません。そのため、このような情報はあまり発信されないということになります。その結果、本書の健康法は少数意見になってしまうのです。それだからこそ、こんな理論を知った機会に、ぜひ自分で体験して理論の正しさを実感して頂きたいと思います。

最後に、出版に際してご尽力頂いた早川浩社長、貴重な意見を述べてくださった編集部の小都一郎氏、執筆にあたり甚大なる助力と激励を頂いた多くの友人に感謝申し上げます。

お腹《なか》がすいたら運動《うんどう》しなさい！
肥満や高血圧にならないための30代からのライフスタイル
2010年10月20日　初版印刷
2010年10月25日　初版発行

＊

著　者　角《つの》　尾《お》　肇《はじめ》
発行者　早　川　　浩

＊

印刷所　三松堂株式会社
製本所　大口製本印刷株式会社

＊

発行所　株式会社　早川書房
東京都千代田区神田多町2－2
電話　03-3252-3111（大代表）
振替　00160-3-47799
http://www.hayakawa-online.co.jp
定価はカバーに表示してあります
ISBN978-4-15-209167-3　C0047
Printed and bound in Japan

ハヤカワ・ポピュラー・サイエンス

犬でもわかる現代物理

How to Teach Physics to Your Dog

チャド・オーゼル

佐藤 桂訳

46判上製

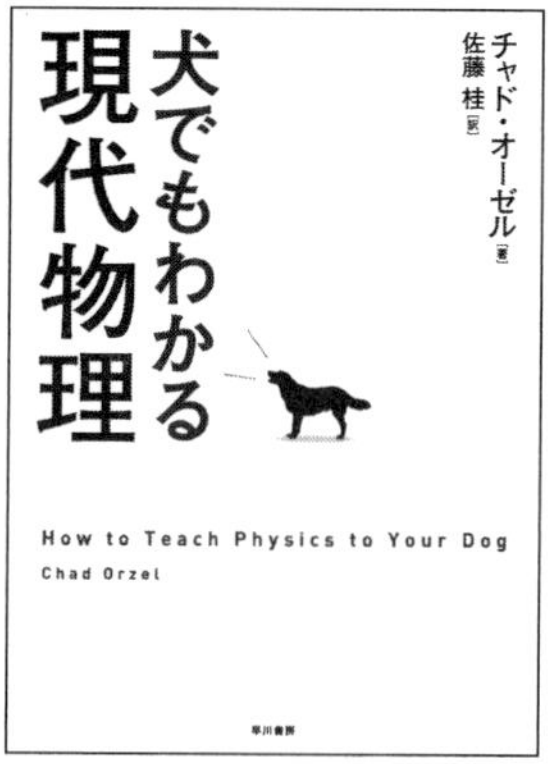

シュレーディンガーの猫よ、さらば！
量子力学は犬のもの。

量子トンネル効果でフェンスを通り抜け、テレポーテーションでリスを追っかけることはできる？　教授とキュートな愛犬エミーによる会話を楽しむうちに、難解だけど役に立つ量子力学をいつのまにか学べてしまう。驚異的に愉快なポピュラー・サイエンス、登場！

ハヤカワ・ノンフィクション

スイッチ！

――「変われない」を変える方法

Switch

チップ・ハース＆ダン・ハース

千葉敏生訳

四六判ソフトカバー

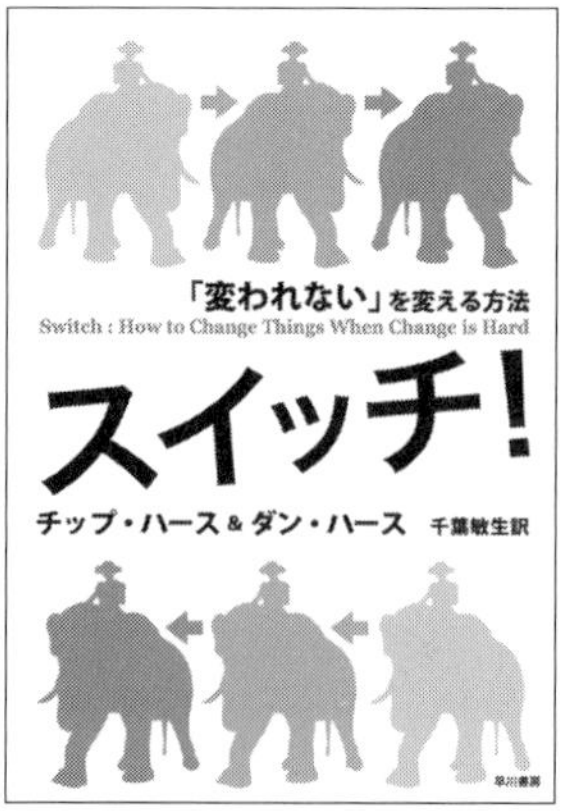

Q. 映画館で食べるポップコーンの量を減らすには？

A. 容器を小さくする。以上！

会社や人生に変化を起こすのが難しく思えるのは、私たちの脳内で理性と感情が支配権争いをするせいだ。だが両方の性格を研究すると、ちょっとした工夫で変化が途端に簡単なものになることがわかる。実例豊かに「変化のしくみ」を明かしていく全米ベストセラー